2010 北京市校外人才培养基地建设项目资助

老年综合征的预防与康复

张玉芹　陈雪丽　主编

人民体育出版社

编 委 会

主　编：张玉芹　　陈雪丽
副主编：孔繁军　　周　军
编　委：

张玉芹　　　首都体育学院

陈雪丽　　　老年医院

孔繁军　　　国家康复医院

周　军　　　首都体育学院

李　翔　　　老年医院

高亚南　　　老年医院

张晓强　　　老年医院

孙全义　　　老年医院

许永利　　　老年医院

徐　倩　　　老年医院

卓春萍　　　老年医院

徐　琛　　　老年医院

张　翼　　　老年医院

韩　晶　　　海淀医院

姚　敏　　　云南民族大学

郑　珊　　　首都体育学院

编写说明

    2011 年，首都体育学院与北京老年医院共同建立了北京市校外人才培养基地。为了加强人才培养、学术交流及健康防病科学知识的传播，我们双方组织专家、教授，共同开展了《老年综合征的预防与康复》和《老年康复评定》两本书的编写工作，以期为专业学生、医生、康复治疗师及老年人群等提供参考。

    结合各自优势联合编写校、院双方的教材、健康普及书籍，对于我们尚属首次，是一个探索性的工作。虽说有很好的初衷，但书中的编入内容、编写体例、撰写方式等，肯定还存在不足之处。欢迎在使用过程中提出宝贵意见和建议，使我们今后的工作做得更好。

    北京市校外人才培养基地双方建设单位：首都体育学院

北京老年医院

2013 年 7 月 1 日

前　言

　　随着社会老龄化的日趋加剧，老年人的健康问题已成为人们谈论和思考的焦点，关注老年人健康，其实不仅仅是健康本身，更重要的是关系到社会的发展、文明与进步。老年综合征是指随着年龄的增长、衰老，生理机能减退并伴随各种慢性病发生等一组易发生于老年人群的特定症候群。它不仅严重影响老年人的生存状态，而且会使自身原有疾病更加复杂与严重，住院时间延长，医疗护理费用增加，甚至危及生命。因此，这组病症应引起全社会的高度重视，并应将此部分内容纳入教材，使人们对其有更好地了解和认识，以期在临床上更好地解决。

　　《老年综合征的预防与康复》是从运动康复专业教学出发，结合本专业课程培养目标及应掌握的知识技能进行编写，以达到本专业人才培养方案的要求。此外，这本书也为患者、家属、护理人员以及健康老年人了解相关知识提供参考。

　　本书主要介绍长期卧床不起、跌倒、尿失禁、骨质疏松症、营养不良、肌容积减少症、吞咽困难、慢性疼痛、老年人睡眠障碍、习惯性便秘等常见老年综合征，分别从其定义、流行病学、病因学、临床诊治、预防与康复等方面进行阐述。同时介绍几种评估工具，用于老年综合征的风险及程度评估。希望随着对老年综合征相关知识的了解，以及对其评估与管理水平等方面认识的提高，减少老年综合征的发生，改善老年人的生活质量。

　　本书为首都体育学院和北京老年医院共同完成。在编写上，广泛收集资料，力求在科学性、实用性和系统性方面更趋完善。在本书的编写过程中，首都体育学院的研究生徐逊欢、袁杰和刘正丹，以及陶然老师在编辑和插图方面做了大量工作，在此表示衷心感谢！限于编者的水平，书中难免存在缺点和错误，欢迎读者批评指正。

编者

2013 年 9 月

目　录

第一章　老年综合征总论

　　现代社会人们在享受寿命更长、更健康生活的同时，随着年龄的增长，衰老带来的生理性功能减退常伴存多种慢性病和复杂的健康问题，大约90%的老年人存在至少一种慢性病疾，80%的存在至少两种慢性疾病，年龄的增长伴随着医学问题的升级，身体情况常常变得复杂，个体的健康和生活独立能力迅速恶化和下降，这些复杂的健康问题被称为老年综合征（Geriatric syndromes），包括视力和听力问题、失禁、跌倒、长期卧床、谵妄（一种短暂的思维混乱状态）、痴呆（一种以永久的思维混乱和记忆力减退为特征的疾病，如阿尔茨海默病）等，这些综合征不仅影响老年人的日常生活活动能力，导致自理能力下降，护理程度提高，而且使疾病复杂化和严重化，住院时间延长，医疗护理费用增加，生活质量降低，甚至危及生命。

　　本书将讨论卧床不起（Bed-ridden）、营养不良（Malnutrition）、尿失禁（Urinary incontinence）、跌倒（Falls）、骨质疏松症（Osteoporosis）、肌容积减少症（Sarcopenia）、吞咽障碍（Dysphagia）、慢性疼痛（Chronic pain）、便秘（Constipation）和睡眠障碍（Sleep disorder）等常见老年综合征（图1-1），从老年综合征的定义、流行病学数据、病因学、诊断、危害、预防和康复等方面进行阐述。同时介绍几种适合的评估工具用来进行老年综合征的风险评估。希望随着对老年综合征相关知识的丰富，以及对老年人的评估、照护和管理等水平的提高，可以减少这些老年相关综合征的发生，提高老年人的生活质量。

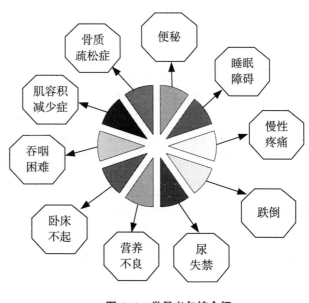

图1-1　常见老年综合征

第一节　老年综合征概述

一、老年综合征（Geriatric Syndromes）的概念

现代医学中，"症"是指症状，如咳嗽、发热、头痛、呕吐等，是病人能感知的不适感觉，即主诉；"征"是指体征，特指医生体格检查时发现的异常情况，如血管杂音、心脏杂音、病理反射等。此外，"症"还包含了"疾病"和"症候"的意思，而"征"则表示"现象"、"迹象"和"特征"的含义。通常情况下，医学中的"综合征（syndrome）"是指"一组同时发生的、表现为特殊异常的症状或症候群"或"和某种病态过程相关的一系列症状和症候的总和"，只有同时具备了一群或一系列的"特征性表现"，才能称为某种综合征。"症"则不能包含此种意义，单一系统的疾病，一般不以"综合"字样命名，也不宜称之为"征"，而应直接命名为某某"症"。

综合征提供了伴随一种或多种潜在原因的一系列症状和症候群的模式，无论是具有明确病因，还是具有不明确的潜在病因。如临床常见的"肾病综合征""库欣氏综合征"等。"综合征"不是指一种独立的疾病，而是指一组"症候群"。在病理过程中，当出现一个症候时，同时会伴有另外几个症候，这群症候是定型的，将其统一起来进行观察则称为"综合征"，亦称症候群，不代表一种独立的疾病，常可出现于几种疾病或由于几种不同原因所引起的疾病。每种"综合征"都有几项基本特征，如有大量的蛋白尿、低白蛋白血症、高胆固醇血症和水肿时，称"肾病综合征"。有些综合征是用最先发现的一个或几个学者的姓氏命名，如唐纳氏综合症、阿-斯综合征等。

老年综合征包含了老年人身体多方面的健康状况和临床问题，一般是指由于多种损伤或致病因子（包括生理、病理、心理、社会支持和环境等多方面）的堆积效应作用于易感老年人身体的多个器官或系统，导致多方面复杂的健康状况，它描绘的是老年人的某种临床状况，而不是某种疾病分类。老年综合征和其他综合征区别示意图见图 1-2，区别在于各种老年综合征通常是指好发于老年人的特殊症状群或症候群，每种综合征都是由多种相关和 / 或不相关的原因直接或间接累积多个相关和 / 或不相关的器官和系统，这些器官的潜在生理损害和临床预后

可能无相关性；另外，各种老年综合征之间常合并存在，又互相促进，甚至形成恶性循环，使病情更加复杂和迁延（图1-3）。如泌尿系统感染可以导致谵妄，而后者表现为认知和行为改变的神经功能损伤；老年患者重度肺部感染导致卧床不起，而后者使患者心肺功能下降、骨骼肌萎缩无力、营养不良、便秘和睡眠障碍等一系列问题，使肺部感染加重，甚至迁延不愈，反复发生，进而危及生命。替代"老年综合征"的其他提法有"最终道路（final common pathway）"或"最终结果（end product）"。因此，老年综合征表示多种原因导致的一系列生理和病理过程或变化的复杂表现。

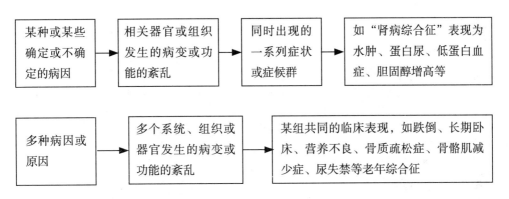

图1-2 老年综合征和其他综合征区别

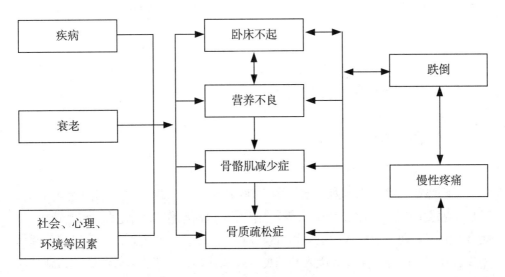

图1-3 几种老年综合征相互促进的关系图

老年综合征是多种老年复杂临床问题的总称，目前，国际上还没有统一的定义，在医学研究和实践中，建立疾病的诊断标准是医学的传统，如风湿病中的风湿性关节炎和系统性红斑狼疮的标准；NINCDS-ADRDA（美国国立神经病语言障碍卒中研究所和阿尔茨海默氏病及相关疾病研究会）制定的阿尔茨海默氏病的临床诊断标准。制定标准的好处是利于临床和科研领域的交流，利于直接比较各种疾病的研究和共享研究成果，利于制定国际疾病分类（ICD）编码和诊断；制定规范的标准有利于统一概念，利于病理生理学研究。目前，国内外对老年综合征还没有明确统一的定义和诊断标准，因此，很大程度上制约了其病理生理学的研究。

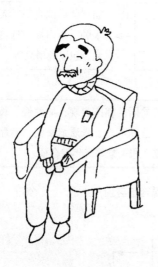
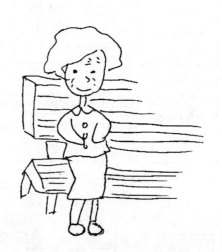

二、常见老年综合征简介

（一）吞咽障碍

吞咽障碍又称吞咽困难。衰老的生理功能减退（如对食物认知功能的减退、咽后壁感觉的减弱、咀嚼肌无力等）、某些药物的副作用、痴呆、脑血管疾病、帕金森病、长期大量的烟酒史等均可导致吞咽障碍，而吞咽障碍又可以导致营养不良及其相关问题、窒息和吸入性肺炎（Aspiration，由于吸入食物或液体到肺部引起的肺部感染）、活动受限，甚至危及生命。

（二）营养不良

常见的病因有衰老引起的生理变化（如消化系统机能减退）、活动减少、长期卧床不起、服用药物的副作用和各种急慢性消耗性疾病（如肺部感染、肿瘤等），老年人较年轻人有不同的营养需求，如老年人通常需要较少的卡路里，但是需要更多的某些特定的营养，如钙、维生素 D 和维生素 B_{12}。运动少、痴呆、功能障碍、慢性疾病、口腔疼痛或抑郁、酗酒和低收入等是老年人营养不良的高危因素。营养不良可以导致低体重或超重，进而导致虚弱、跌倒、骨骼系统紊乱、各种感染等其他问题。

（三）尿失禁

根据国际尿控协会（ISC）定义，尿失禁是一种不自主经尿道漏出尿液的现象。我国部分地区流行病学调查显示，尿失禁发病率为 18%~53%，老年女性发病率高达 70%。老年人尿失禁是导致功能丧失和不能独立生活的重要原因之一，导致反复泌尿道感染，严重者可影响肾功能；阴部湿疹、溃疡，蜂窝组织炎；跌倒与骨折；睡眠障碍；丧失社交能力、抑郁等。长期尿失禁严重影响患者生活质量及心理健康，被称为"不致命的社交癌"，并增加护理负担。常见危险因素包括脑卒中、心衰、大便失禁和便秘、糖尿病、抑郁、痴呆和帕金森病关系较大，至少 1/3 患者具有多种危险因素。

多种原因导致尿失禁，包括高龄、肥胖、慢性阻塞性肺病、慢性咳嗽、膀胱括约肌无力、尿路感染、便秘、谵妄、心脏疾病、糖尿病、痴呆、药物副作用等。

（四）跌　倒

跌倒是老年人常见的、严重的健康问题，65 岁以上的老年人中 30%发生过跌倒，80 岁以上的超过 40%，跌倒导致的损伤是老年人死亡的首要原因。另外，跌倒导致骨折、脑外伤、害怕跌倒心理、功能减退、活动减少和医疗护理花费的增加。跌倒由多种原因导致，药物的副反应、行走和视力问题、关节炎、眩晕、虚弱和营养不良等都是跌倒的危险因素。

（五）骨质疏松症

骨质疏松症是老年人常见的健康问题，尤其是老年女性和高龄老年人，饮食中缺乏钙质和维生素 D、缺乏运动、吸烟、过度饮酒、某些药物等使骨质疏松的危险性提高，会导致骨折、疼痛、肌肉无力。

（六）慢性疼痛

伴随着年龄的增加，骨关节的功能退化、肌肉力量的减退、骨质疏松，以及其他系统的疾病等多种原因，均可导致疼痛，疼痛的程度、持续的时间、部位和疼痛的性质多种多样，往往经久不愈，甚至有原因不明的慢性疼痛，严重影响患者的身心健康，甚至导致焦虑、抑郁的情感障碍。

（七）肌容积减少症

又称骨骼肌减少症，是与年龄相关的骨骼肌肉质量的减少，并对机体的力量、代谢率、功能等产生负性的影响，最终导致活动受限和生活质量下降。肌容积减少主要指全身骨骼肌的容积减少，在老年人群中发生率较高，并与老年人跌倒、骨折、活动能力减退等密切相关。

（八）卧床不起

卧床不起是由多种原因导致，如脑血管病、跌倒后综合症、虚弱、活动能力减退、痴呆以及各种医源性因素等，目前国内外尚没有统一的诊断标准，会导致全身各系统的并发症。

（九）便　秘

便秘是指排便次数减少，同时排便困难，粪便干结。多种原因可以导致老年人便秘，如肠道疾病、卧床不起、某些药物、不良饮食和生活习惯等。便秘是老年人常见的症状，约 1 / 3 的老年人出现便秘，严重影响老年人的生活质量。

（十）睡眠障碍

睡眠障碍又称失眠，是指睡眠的解剖部位发生病变或生理功能紊乱，引起睡眠异常及睡眠过度等症状，是老年人常见症状之一，发病率达57%。长期睡眠障碍会影响老年人的精神状态，加重或诱发某些躯体疾病，严重威胁老年人的身心健康。

第二节　老年综合征的共同特点

不同的老年综合征具有各自的特征，同时又具有共同的特点：

（1）均普遍存在于老年人群中，尤其是虚弱老年人，往往被人们忽视。

（2）均存在多种潜在的病因和危险因素。

（3）往往导致多系统器官的损伤和功能减退，降低生活质量，甚至严重影响老年人的寿命。

（4）发生率随着年龄增长、多种合并症和各种干预性治疗的不良作用（如骨折后的制动、多重用药、各种医疗置管的使用等）而增加。

（5）一种老年综合征可以导致和／或加重另外一种，例如，尿失禁会导致尿路感染，进而可能引起睡眠障碍、焦虑等。

（6）老年人尤其是虚弱老年人常常同时合并存在多种老年综合征，导致更加复杂的临床状况。

（7）由于老年人身体状况的复杂性和特殊性，以及老年综合征的多病因性，评估往往是综合的，包括身体、认知和精神、多重用药、外界环境，以及社会和心理的诸多方面。

（8）因为老年综合征由多种病因导致，因此预防和治疗性干预的有效方法是综合性的、多方面的，单一的干预方法往往是无效的。

因此，老年综合征打破了器官系统和学科的分界，伴随多种病因和影响因素，使临床和科研传统的思维方式和研究方法面临挑战。

第三节　老年综合征的危险因素

老年综合征的特点是多种危险因素为其病因，研究显示，一些老年综合征有共同的潜在危险因素，我们提倡统一的老年综合征的概念模式，表明可能导致这些综合征共同的危险因素，然而，这还不是一种多数人认可的定义，这里虚弱是指移动、平衡、肌肉力量、认知、营养、耐力和生理活动等障碍，虚弱和其他老年综合征也可能反馈地导致更多的危险因素和更多的老年综合征，进而导致功能丧失、依赖，甚至死亡的最终结果。这种概念模式提供了一种统一的框架，支持病理生理学机制和管理策略的重要含义（图1-4）。

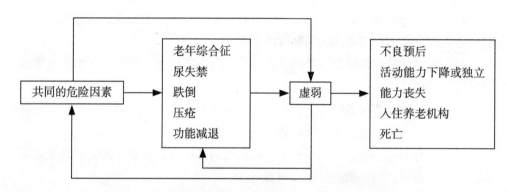

图1-4　老年综合征与其危险因素、预后的关系示意图

尽管每种老年综合征都有其特点，但我们认为他们有共同的危险因素，关于常见老年综合征危险因素的系统回顾研究显示，压疮有12种危险因素，尿失禁有9种，跌倒有12种，功能减退有12种，谵妄有36种，其中，年龄、脏器功能损伤、认知功能损伤和移动能力下降是各种老年综合征共同的危险因素，这些综合征存在共同的病理生理机制，如多系统失常、感染、肌容积减少症和动脉硬化症等，重要的是至少对4种危险因素中的3种进行干预，如通过干预措施对认知障碍进行再定位，通过平衡和运动训练减少移动能力的损伤，实验证实对共同危险因素的干预可以预防常见老年综合征的发生，并改善预后。

● 名词解释

日常生活活动（Activities of Daily Living，ADL）是指人类为了独立生活而反复进行的、最必要的基本活动。日常生活活动分为基础性日常生活活动（basic activity of daily living，BADL）和工具性日常生活活动（instrumental activity of daily living，IADL）。前者评定的对象为住院患者，而后者则多用于生活在社区中的伤残者及老人的评定。

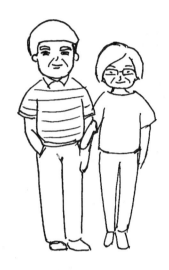

（1）基础性日常生活活动：是指人维持最基本的生存、生活需要所必需的每日反复进行的活动，包括自理和功能性移动两类活动。自理活动包括进食、梳妆、洗漱、洗澡、如厕、穿衣等；功能性移动包括翻身、从床上坐起、转移、行走、驱动轮椅、上下楼梯等。

（2）工具性日常生活活动：是指维持独立生活所必需的一些活动，包括使用电话、购物、做饭、家事处理、洗衣、服药、理财、使用交通工具、处理突发事件以及在社区内的休闲活动。

第四节　老年综合征的康复

一、老年综合征康复的目的

老年综合征的康复是指综合地、协调地应用医学的、教育的、社会的各种方法，借助某种手段，对老年人进行训练和再训练，改善其生活，增强自理能力，使老年人已经丧失的功能尽快地、尽最大可能地得到恢复和重建，达到尽可能高的水平，使他们在体格上、精神上、社会上和经济上的能力得到尽可能的恢复，提高生存质量。其意义在于，减少各种老年综合征的发生率、提高老年人的功能，减少并发症、提高生活质量，减少住院时间、节约医疗护理费用、降低护理级等。

二、老年综合征康复的内容

老年综合征康复的内容包括三方面，康复预防、康复评定和康复治疗。康复预防包括三级，一级预防是指防治疾病的发生；二级预防是指防治疾病发展造成残疾；三级是预防疾病发展为严重残障。康复评定是指对老年人运动功能、心肺功能、神经－肌肉功能、心理等方面进行评定，客观地、准确地评定功能障碍的原因、性质、部位、范围、严重程度、发展趋势、预后和转归，为康复治疗计划打下牢固的科学基础。康复治疗是指通过物理疗法（物理治疗、体育疗法、运动疗法）、作业疗法（功能训练、心理治疗等）、康复工程、康复护理（体位处理、肠道护理、辅助器械的使用指导等）、社会服务等促进老年人恢复，以期达到原来的身体状态。

三、老年综合征康复的方法

老年综合征的发生均是由多种危险因素和多种原因共同导致的，因此无论是预防，还是治疗性的干预措施均应是综合的、同时针对多方面的方案。对于不同的状况，要根据病情制定多个康复治疗方法。

比如老年人跌倒，一方面可采用运动疗法包括平衡及柔韧性训练、下肢及躯干力量训练、步行训练等。另一方面，老年患者因内在及外在因素,常产生焦虑、沮丧、自卑等负性心理，部分老年人因曾经跌倒或险些跌倒而对做某种运动失去信心，这样不仅增加了跌倒的危险性，而且形成恶性循环。因此，还可通过心理疗法，帮助老年患者建立信心，以积极正面的心态面对自己的状况，从而有利于康复的顺利进行。

第二章　卧床不起

☞ ● 典型病例

男性患者，72岁。主因"四肢活动障碍，反应迟钝2月"收入康复科。患者2月前以"感染中毒性脑病"在某医院住院治疗，搬动时导致双侧肱骨干粉碎性骨折，已畸形愈合，既往有肺结核病史，右肺为毁损肺。入院时查体欠合作，认知功能减退，有谵妄状态发生，二便失禁，ADL（日常生活活动）完全不能自理，四肢无明显主动活动，处于完全卧床状态。入院后完善辅助检查，发现患者存在严重的骨质疏松和营养不良。综合评估并制定康复治疗方案，给予营养支持，抗骨质疏松治疗，规范的康复训练，辅以中医康复治疗和理疗。

分析病例：患者高龄，既往有重度骨质疏松症病史，住院期间搬动导致双侧肱骨粉碎性骨折。入院后发现患者认知能力明显减退，肢体肌力下降，主动活动能力极差。综合分析病情后给予制定个性化康复治疗方案，分阶段进行重点突破。

治疗方案：（1）逐步减少卧床时间，增加坐位、上体直立位训练，辅助站立训练等。（2）改善肢体活动能力，通过PT/OT（运动疗法和/或作业疗法）训练提高患者肢体活动能力，渐转至主动肢体活动练习。（3）改善患者心肺功能，提高运动耐受能力，通过进行体位改变训练、呼吸操、有氧运动项目等治疗逐步改善患者心肺功能，改善循环系统能力。（4）物理因子治疗，给予抗骨质疏松治疗（脉冲磁疗等），减轻疼痛治疗（中频电疗、针灸、红外线疼痛治疗项目）等。（5）结合药物治疗，防止肺部感染、尿路感染、血栓等并发症。（6）加强护理和营养。

愈后：患者在1月后能够完全脱离病床，5月余后出院，出院时，患者认知能力明显改善，二便控制正常，ADL基本自理，监护下可独立行走2小时，可上下楼梯。

结论：通过常规康复项目治疗，患者在重症病情情况下的卧床状态完全恢复，治疗过程中并无超常规方法。因此我们认为，充分认识病情，重视患者功能能力康复，早期预防和积极治疗，能够获得很好的治疗效果，从而有效地控制各种容易导致长期卧床的情况，有利于患者的全面康复。

第一节 卧床不起概述

一、定义和诊断标准

卧床（bed-ridden）不起的诊断标准需追述到 20 世纪 70 年代，当时日本提出，老年人因病残经过临床及康复治疗后没有再起床希望，并卧床 6 个月以上称为久病卧床或卧床不起。然而由于老年人的个体差异大以及卧床的病因不同，卧床时间不能一概而论，即使卧床 1 月，也可根据疾病的种类和程度确定为久病卧床。由于人口老化和疾病谱的变化，提高老年人生活质量逐步受到重视。20 世纪 90 年代日本再次提出，老年人因长期患病和伤残所致的日常生活能力减退，部分或全部需要帮助的临床现象，称为久病卧床。并根据残疾老人日常生活自理程度分级如下。①生活自理：虽有残疾，但日常生活一般能自理，并能自行外出。②卧床前期：室内生活一般能自理，但无人扶持则不能外出。③卧床期 A级：室内生活需人扶持，床上生活为主。④卧床期 B 级：全天床上生活。也有学者认为，老年卧床不起患者是指因衰老、长期患病、伤残或护理不当，导致老人日常生活活动能力减退，部分或完全需要他人帮助的老年人群，包括长期卧床，坐轮椅及只能室内生活而不能外出者。

表 2-1 老年人日常生活自理程度分级

日常生活自理程度分级	各程度表现
生活自理	虽有残疾，但日常生活一般能自理，并能自行外出
卧床前期	室内生活一般能自理，但无人扶持则不能外出
卧床期 A 级	室内生活需人扶持，床上生活为主
卧床期 B 级	全天床上生活

卧床不起使身体处于一种失重力的状态，久之，就会导致身体各机能迅速衰退，从而产生各种严重的并发症，明显降低了患者的生活质量。

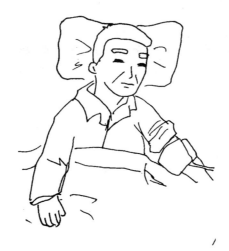

二、流行病学特征

卧床不起的发生率很高，而且随年龄增长而递增。然而并未有明确的发生率统计，不同地区、不同人群发生率也有很大的差异。高玉敏等在一项调查研究中显示，老年人中卧床不起的发病率为 4.3% 左右。日本一项基于 65 岁以上人群的研究表明，卧床不起发生率在 3.2% 左右。而在欧洲的一项研究表明卧床不起患者只有 0.5%（图 2-1）。

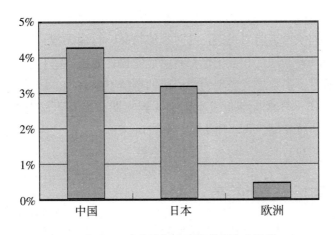

图 2-1 老年人卧床不起的发生率比较

第二节 卧床不起的危险因素

一、脑部疾病

脑部疾病是引起老年人久病卧床的首要原因，约占发病总数的一半左右。

(一) 脑卒中

患脑卒中的老年人经过急性期神经科治疗后，常常遗留下神经缺损症状，影响肢体活动功能，包括认知能力减退，站立、行走能力减退，深部知觉障碍所致的共济失调，双侧瘫痪或重症弛缓性偏侧瘫痪。仅仅依靠神经科的治疗往往患者的肢体残疾不能得到改善，致使患者长期卧床。

(二) 老年性痴呆

老年性痴呆就是我们常说的阿尔茨海默病，是一种隐匿性起病进行性发展的神经变性疾病，临床上以多种认知功能障碍和行为改变为特征，是临床上最常见的痴呆类型，发病约占整个痴呆人群的60%。本病女性比男性多见，是一种严重影响老年人群生活质量的常见病，并给社会带来沉重的负担。出现症状到死亡的平均病程为5~12年。老年性痴呆的早期表现有：转瞬即忘，顾前忘后，时间和空间判断不清，抽象思维能力丧失，随时乱放物品，行为无常，性格变化和丧失主动性等。中期患者远记忆和近记忆都有明显受损，如记不清自己的出生日、有几个子女及年龄等。多数患者表现为对周围的事情不感兴趣，缺乏热情，不能完成已经习惯的工作，日常生活也发生困难。到晚期，患者明显表现出失认、失用、失语，甚至四肢僵硬，大小便失禁，终日卧床不起，日常生活不能自理，需要人照顾。

(三) 脑卒中合并其他疾患

某些脑血栓患者尤其是高龄患者虽遗留轻瘫，但在此基础上合并严重肺部感染、心衰、急性心肌梗死等，部分患者跌倒导致并发骨折使病情加重而致长期卧床，这种情况称复合性残疾。

二、骨、关节疾病

(一) 骨折

骨折也是老年人长期卧床的主要原因之一。在卧床老人中，由跌倒所致的股骨颈骨折最多，其次是股骨、肱骨、肋骨、脊椎与胫腓骨骨折，骨折后进行石膏固定、卧床休息，很容易促使肌肉或骨萎缩造成关节挛缩或强直状态，使患者卧床不起。

(二) 骨关节病

类风湿关节炎、痛风性关节炎、糖尿病骨关节病、骨性关节炎等发展至晚期引起关节变形、强直，使患者活动受限进一步导致卧床不起。骨关节病无论手术与否都会严重影响患者活动，导致长期卧床。

三、高 龄

高龄老人因多种疾病、残疾和衰老的影响，近半数者生活不能自理。因此寿命延长而病残比例增加是久病卧床的常见原因之一。高龄作为卧床不起的危险因素之一，有其病理生理基础。

由于衰老的原因，致病因子尚未达到一般足够的致病条件时，老年人已经不能忍受，甚至病倒、死亡，有可能医生并不能找到明确的致死原因。高龄老人即使是上呼吸道感染也可引起卧床，并在短期内引起一系列的连锁反应发展成卧床不起，甚至疾病引起的疼痛也是导致卧床并最终死亡的原因。

衰老的发生表现在很多方面，分子遗传学、神经免疫学、组织学的改变贯穿衰老的整个过程。老年人群免疫力降低，更易发生脏器感染、肿瘤，肌肉功能减退，肌纤维数量减少、退变。衰老容易引起老年性眩晕，这是引起患者跌倒的重要原因，最终可能发生长期卧床。眩晕的发病原因也有多种，血管性、外伤性、感染性、代谢性、甚至肿瘤、颈椎疾病、视听觉异常疾病等均可能导致眩晕的发生。

四、医源性因素

医疗环境和医疗行为也会直接或间接影响到患者，导致长期卧床发生。老年患者适应环境能力相对较弱，对长期生活环境有一定依赖性，陌生的环境往往导致患者惧怕活动，不愿出门，不情愿与人交往等。复杂的病情也会导致患者行动受到束缚，一般情况下，带有胃管、引流管、尿管等的患者更不情愿参与户外活动，更多的时间留在病房或卧床。他们也会因此厌烦，甚至恐惧交往，从心理层面影响患者的户外活动。也有些情况下，由于医院提供的医疗服务过度保护患者生命体征的稳定，从而忽视了患者生活活动能力的保持和提升。例如长时间进行心电监护的患者会因此失去活动的自由，而心电监护本身的意义却有待商榷。

五、中国老年人传统的不良观念

从中国的国情来讲，我国的老年人普遍有养老之说，很多老人生病后会过度保养，导致小病大养，大病长期养，养病期间的不良生活方式会在短期内引发很多问题，其中最大的影响应该是，缺乏运动导致的身体机能变化。即使是很普通的疾病，如果过度保养，会导致多器官、系统机能明显下降，甚至使得疾病复杂化。

六、其他相关疾病

（1）进行性加重的疾病：某些疾病早期经治疗、康复可能有效，但由于疾病呈进行性发展病情逐渐加重，终于导致久病卧床。如脊髓侧索硬化、帕金森病、小脑萎缩症等。

（2）跌倒后综合征：因跌倒后活动减少导致关节强直和体力衰弱，进一步减少活动范围，最终卧床不起。患者跌倒同时会产生心理上的恐惧，害怕再次跌倒而不敢活动。尤其是有过跌倒导致骨折的患者，深受跌倒产生的巨大身体损害之苦，有所恢复后更加惧怕再次跌倒。

（3）误用综合征：由于治疗或康复不当，康复技术不符合神经生理学的偏瘫康复训练，按摩手法粗暴等，均可导致患者久病卧床。

（4）器官功能衰竭：由于器官功能衰竭，以及慢性疾病所致的晚期器官功能衰竭，使老年人卧床不起。

（5）严重的脏器疾病：肺部感染、心衰、严重心律失常均会导致卧床发生，一旦发生严重内科疾病，患者很难摆脱疾病造成的痛苦而导致长期卧床。

第三节　卧床不起的临床表现

一、躯体表现

卧床不起可发生各种并发症，使病情逐渐恶化。由于长期卧床和制动引起的一系列临床表现，称为失用性综合征，卧床不起会使各个器官系统功能逐步下降，进入到一个恶性循环中难以摆脱。其中最为突出的表现是肢体无力、不能活动、心肺功能下降、不能承受日常生活活动需要。

（一）神经系统（图2-2）

（1）感觉改变：卧床不起的老人常伴有感觉异常和痛阈降低，当瘫痪患者累及感觉传入神经纤维时，机体表现出在损伤水平以下的感觉缺失或感觉迟钝，进而可能成为压疮、烫伤、静脉血栓等疾病的直接或间接原因。

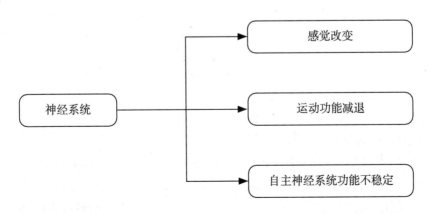

图2-2　神经系统的变化

（2）运动功能减退：卧床不起老人日常活动能力明显受限，活动强度逐渐减少，肢体废用性功能下降症状迅速出现，肌肉可能出现弛缓性肌无力，因弛缓性肌无力引起的运动受限者更为明显。卧床不起老人常常固定肢体于屈曲位，一周时间就能发生关节挛缩，肢体固定，伸展时疼痛明显，不愿活动。

（3）自主神经系统功能不稳定：卧床不起的老人自主神经系统活动过度或活动不足，结果很难维持自主活动的平衡状态，因而不能适应姿势变更等日常活动。自主神经系统不稳定还对心血管系统产生一定的影响，患者出现心悸、多汗症状，坐起时心悸明显，伴有头晕等，甚至出现体位性低血压。

（二）运动系统

1. 肌肉系统（图2-3）

肌肉萎缩是卧床不起最显著的特征，无论是偏瘫、截瘫患者，还是其他疾病卧床患者，发生肌肉萎缩的速度均非常迅速。

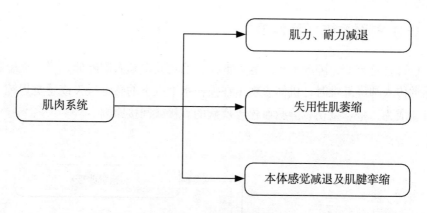

图2-3　肌肉系统的变化

（1）肌力、耐力减退：卧床1周以后，肌力可丧失20%，以后每卧床1周将使剩余肌力减弱20%；在无任何运动神经受损时，人的优势侧握力如果是50公斤，制动1周以后只有40公斤，2周以后为32公斤，3周以后则为25公斤，依此类推。而肌力恢复的速度则要缓慢得多，按每天以最大肌力参加锻炼计划的人计算，每周只增加原有肌力的10%。耐力丧失是肌力减退的结果，其发生速度与肌力减退一致。

（2）失用性肌萎缩：肌肉体积缩小是卧床不起最明显的征象之一，也是肌力、耐力减退的原因。在弛缓性瘫痪患者中，上运动神经元所支配的肌肉纤维因疾病而丧失了收缩能力，逐渐产生肌肉萎缩。上运动神经元受损引起的痉挛性瘫痪患者，肌肉萎缩可以相当于正常体积的30%左右。

卧床不起的高龄患者，因长期卧床和慢性疾病的影响，导致其营养状况较差，机体蛋白的消耗最早从骨骼肌开始，肌蛋白的消耗必然导致肌力的下降，表现出双手握力的下降，甚至肌肉耐力的明显减退。

（3）本体感觉减退及肌腱挛缩：肌肉萎缩、肌力减退及耐力受限等因素引起动作协调不良，表现在上下肢体则严重地影响老人完成日常生活活动能力。中枢神经系统损害患者出现不协调的主要原因是影响运动单位或更高级中枢的病变，但卧床不起对本体感觉的影响非常显著，因为卧床患者本体感觉功能会短时间明显受损。

2. 骨关节系统（图2-4）

（1）骨质疏松与异位骨化：由于肌肉活动减少和卧床后羟脯氨酸和钙排泄量增加，骨的有机与无机化合物的耗竭，导致骨质疏松，因而卧床老人比同龄人更容易发生骨折。骨钙的转移引起短暂或持续性高钙血症，常伴有钙质沉积在受损的软组织中，这称为异位骨化。异位骨化造成疼痛以及关节活动障碍，最终会引起长期卧床发生。

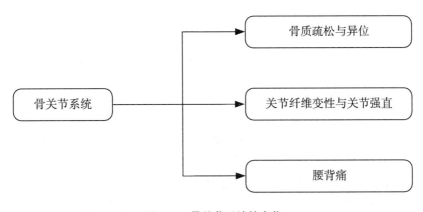

图2-4　骨关节系统的变化

（2）关节纤维变性与关节强直：这两种损害也是久病卧床的主要表现。卧床老人由于关节运动减少，关节周围的肌肉逐渐被结缔组织所代替，加之关节周围软组织的异位钙化及组织纤维化，关节变僵硬，不能进行全范围的活动，引起关节永久性强直并可造成变形性关节炎与关节周围炎，关节因此不能到达正常活动范围。

（3）腰背痛：卧床不起引起腰背肌挛缩，腰椎前凸度增加，骨盆前倾，容易引起腰背疼痛。

（三）心血管系统（图 2-5）

（1）心率增快：卧床不起的老人，交感神经的张力超过迷走神经，导致基础心率加快，这是老年人心功能储备较差的表现。

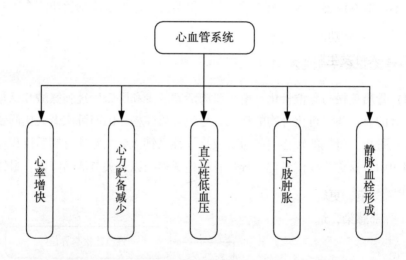

图 2-5　心血管系统的变化

（2）心力贮备减少：老年人心肌收缩力减退、心排血量降低，而卧床不起后心率增加，舒张期充盈时间缩短舒张末期容量降低，心功能贮备较卧床前进一步减少，故老人只能进行有限的体力活动，因为过度用力可能引起显著的心动过速甚至心前区不适发生，也可以说是潜在的心功能不全的表现。

（3）直立性低血压：这是卧床不起后最普遍的心血管系统不适应的症状之一。卧床不起的老人在起立和坐起时，两下肢都明显淤血，静脉回流减少，妨碍舒张期心室充盈，心室搏出量减少，从而使立位血压明显降低，患者表现为站立位头晕、心悸、血压下降等。

（4）下肢肿胀：四肢运动能促进静脉回流，因废用而不能活动的四肢容易导致静脉血液淤滞，使毛细血管的流体静压增高，液体渗透到组织间隙，发生水肿。如水肿持续时间长，血浆中的纤维蛋白原渗出到血管外，形成纤维蛋白，容易引起挛缩，挛缩又可增加废用程度，结果形成恶性循环。

（5）静脉血栓形成：长期卧床时，骨骼肌的泵作用显著减少或消失，下肢静脉血液淤滞，加上老年人常处于高凝状态，容易引起静脉血栓形成。

（四）呼吸系统（图2-6）

（1）肺活量减少与最大通气量降低：卧床老人在最大吸气或用力呼气时，肋间肌、膈肌以及腹肌很少收缩，加上呼吸肌肌力减退，关节活动度减少，导致肺活量、有效呼吸量及最大通气量均明显降低，最终导致组织缺氧。

（2）缺氧：肺功能的损害和卧床对肺循环的影响，使通气/血流比值明显降低。卧床老人可发生肺下部通气不足和血流过度，引起显著的动静脉短路现象，降低了动脉氧分压，导致缺氧。如果患者由于感染或运动提高了代谢需要则缺氧更明显。

（3）坠积性肺炎：卧床使呼吸道纤毛清除功能明显降低，呼吸道黏液分泌易于聚积在下部支气管，加上呼吸运动受限和咳嗽反射减弱，容易引起细菌和病毒在肺内繁殖而发生坠积性肺炎。老年人久病营养不良、抵抗力降低或喂食不当造成食物误入气道，更容易诱发肺部感染。脑卒中引起的呛咳以及沉默性误吸均会导致严重肺部感染，最终导致老人卧床不起，生活不能自理。

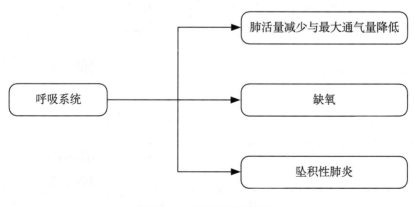

图2-6　呼吸系统的变化

（五）消化系统

卧床老人肠胃活动全面减退，不仅影响胃肠蠕动性能，也影响消化腺的正常分泌。卧床不起老人是住院病人中的特殊群体。卧床不起后胃电节律变慢、酸和胆汁的返流量增多，而使老人渐感腹胀、返酸、纳差、消化不良、呕吐，并可能因焦虑出现厌食，导致营养不良。

（1）食欲减退：不活动的老人热量需要减少，卧床不起引起焦虑–抑郁症，都可引起食欲显著丧失，最终导致营养不良。

（2）便秘：卧床不起老人因交感神经张力增强，胃肠蠕动功能降低，肠道吸收水分增加，液体和纤维摄入量过少，容易引起便秘。长时间便秘会引起粪便阻塞，甚至肠梗阻。

（六）内分泌与泌尿系统

长期卧床患者必然会发生代谢综合征，其中包括脂代谢紊乱、糖耐量受损，甚至发生肾结石与尿路感染（由于尿钙显著过多，膀胱功能受损及放置尿管，容易发生尿路感染）。尿钙过多、尿潴留以及尿路感染可导致肾盂或下尿路产生结石，反复发作尿路感染与结石可逐渐损害肾功能。

（七）皮肤系统

褥疮，这是长期卧床的常见临床表现，多见于骶骨、坐骨结节和外踝等部分。这不仅是单纯的机械性压迫所造成的循环障碍，而且也与营养不良，粪、尿等所形成的局部湿润与污染等因素有关，和皮肤局部受到剪切力也有关。

二、心理表现

久病卧床老人，几乎都有一定的心理精神障碍，因为不能活动，社交活动减少容易产生焦虑或抑郁状态。患者闭门不出的卧床状态导致认知能力明显减退，智力、定向力、言语沟通能力均会因此减退。患者对电视、报纸等媒体关注减少，缺少生活趣味，生活质量很差，躯体疾病带来的痛苦让他们走入心理精神障碍→躯体障碍→加重心理精神障碍的恶性循环，直到使老人逐渐走向生命的终点。

三、社会表现

　　长期卧床不仅给老年人造成身心障碍和生活质量下降，同时也给家庭和社会带来了沉重的负担。卧床老人的家庭成员常常需要投入大量的体力、精神和经济上的帮助，从而影响家人的正常生活，卧床老人因日常生活能力下降，需专人照顾者占90%以上，从而导致57.1%的家人不能外出，33.4%不能安睡，25.6%不能上班工作，1.5%不能结婚。卧床老人对医疗保健需要增加，医疗费用高、住院率高。久病卧床老人中，在医院者占31%，其余的69%，有2/3在家，1/3在养老单位（图2-7）。随着中国计划生育政策的推行，传统的大家庭逐渐减少，小家庭日益增多，老年人对下一代经济上的依赖性逐渐减少，小家庭增多与人口老化将导致无人照顾的老人与鳏寡孤独老人数增加，因而卧床老人的照顾将逐渐转为以社会服务为主，如何利用有限的社会资源和医疗服务费用，研究采取各种社会措施，改善社会环境，以保证卧床老人的医疗保健和生活条件，是我们所面临的挑战。

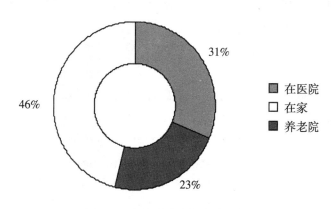

　　31%

　　■ 在医院
　　□ 在家
　　■ 养老院

46%

23%

图 2-7　长期卧床老年人的分布

第四节　卧床不起的预防与康复治疗

　　老年人久病卧床应立足于预防那些本来是轻症的疾病，由于没有对其进行适当的指导，导致老年人卧床不起。老年人一般体力较弱，恢复能力和抗病力都比青年人差，治疗风险高，故稍有一点小病可能有过于谨慎从事的处理倾向，结果造成不必要的卧床，随着卧床时间延长必然会导致废用综合征的发生，并发多器官、系统并发症，最终导致卧床时间更加延长的恶性循环。因此越是老年人越应及早离床。预防久病卧床方案有很多，能够防止卧床的方法可以根据情况进行设计和选择，以下根据常用的方法作一概括。

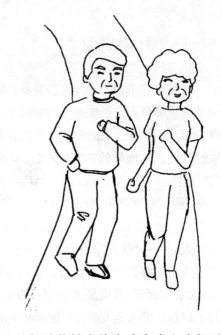

一、预防原因和诱因

预防原因和诱因主要需要预防引起脑卒中和骨折等疾病。对老年人来说，神经系统疾病对运动能力的损害较大，无论脑梗死、脑出血所致偏瘫，还是帕金森病所致运动机能下降，甚至是颅脑外伤导致运动、认知功能缺失均会或多或少遗留下残疾。中枢神经系统疾病恢复困难，容易导致患者身体机能明显下降，因此，对神经系统疾病的预防尤为重要，一旦发生，应该早期介入康复治疗，预防并发症，尽可能减少运动功能降低程度。对老年人群中慢性病的管理尤为重要，有效的管理高血压、糖尿病、冠心病等疾病患者的血压、血糖、血脂等，防止出现脑血管意外发生。一旦发生，其中重要的康复难题是早期肢体、心肺功能训练，防止进一步退化降低。帮助患者克服对疾病的恐惧，积极配合训练，减少不正确训练方式带来的二次伤害。早期必要的物理治疗方法尤为重要。

骨折的发生，不但会给患者运动系统活动能力带来巨大的影响，而且会进一步影响到患者心肺功能、消化系统功能，甚至认知能力。积极预防骨折，治疗原发病，预防跌倒，加强对老年人的看护是预防骨折的有效手段。

患者肢体长骨发生骨折比例较高，严重影响运动能力，骨折后保守治疗和手术治疗均需要制动。有很多临床病例显示，体格健康的老年人发生骨折后身体状况会迅速衰弱，最终导致卧床，甚至发生严重并发症而死亡。因此对于骨折，早期康复治疗是预后的关键措施之一。康复的主要方案集中在以下方面：减少卧床时间，早期下床，积极锻炼健康肢体，对受伤骨关节临近关节进行适当训练，保持肌力，减轻、减缓肌肉萎缩的速度和程度。对手术方案的选择也要充分考虑患者预后的影响因素，慎重选择。综合临床病例证明，患者早期下床，科学进行肢体负重训练，不但有效减少骨折后并发症，也能有效地促进骨折断端生长，缩短治疗周期，有效地防止长期卧床的发生，必要时可以佩戴减荷支具支持。对于脊椎骨折来说，有效可靠的固定并早期下床活动是非常有益的，长时间卧床休息，以养病代替积极治疗是不可选择的方案。骨折导致截瘫的患者需早期进行肢体被动训练，轮椅操作能力训练，防止肌肉萎缩、肺部感染、泌尿道感染、深静脉血栓等并发症发生，应早期进行日常生活活动能力训练及职业能力方面的相关训练。

二、预防引起长期卧床的不当行为，摒弃错误观念

（1）防止人为制造的长期卧床。老年人卧床休息后要强调早活动、早下床，过度卧床"养病"有不良后果。

（2）康复训练应及早进行，手术患者于术前即可进行必要的康复准备工作。

（3）康复应以提高日常生活活动能力，改善生活质量为目标，最终回归家庭，不能仅限于一般康复训练，训练内容应充分考虑到患者疾病的发展和预后情况。

（4）按时起床，进行必要的起居活动，能增加患者生活信心，避免躺在床上进行吃饭等日常活动。护理人员要充分认识卧床的不良后果，不能迁就老人，过度护理，最终导致长期卧床发生。

（5）改善居住环境，用好各种机器如靠背架、床边便坐、轮椅等，以避免发生复合性残疾。

（6）积极利用家庭健身条件、社区体育运动设施，做好康复训练，维持日常生活能力，积极综合预防久病卧床。

第三章 跌 倒

● 典型病例

　　王某某，男，78 岁，患有高血压、骨性关节炎、重度骨质疏松，平素未规律服用降压药，血压控制欠佳；骨性关节炎、重度骨质疏松未予重视，未予治疗。2012 年 3 月 20 日在去往超市购物的过程中不慎摔倒，右侧髋部着地，急送医院，右侧髋关节 X 片示：右侧股骨头下型骨折。次日行右侧全髋关节置换术。

　　病情分析：患者跌倒因素包括①高龄，机体处于老化过程，视觉、听觉、触觉退化，前庭及本体感觉等功能减退，影响大脑的准确分析和判断，导致环境突然改变不能及时采取相应的自我保护措施，使跌倒风险显著增加。②高血压病史，血压控制不佳；骨性关节炎、重度骨质疏松病史未予诊治，导致患者平衡能力下降，易发生跌倒。

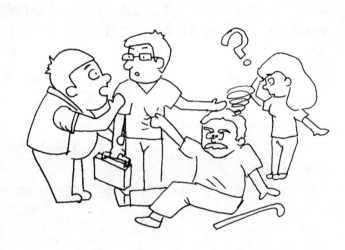

第一节　跌倒概述

一、定　义

　　跌倒是指身体的任何部位（不包括双脚）因失去平衡而意外触及地面或其他

低于平面的物体。跌倒是老年人最常见的问题，即使是身体状况良好的老年人也容易发生跌倒。进入老年期后，由于急慢性疾病和身体机能衰退等原因极易导致跌倒发生。跌倒严重影响老年人的健康水平、功能状况和生活质量，甚至危及生命，已经成为严重的公共卫生问题。

二、流行病学数据

由于身体功能减退或疾病等原因，老年人跌倒和跌倒所致的外伤在全世界范围内非常普遍，而且跌倒的发生率随年龄的增长而升高。已有研究资料表明，65 岁以上的老年人每年至少跌倒 1 次的占 50%，而 80 岁以上者，跌倒比例高达50%~80%。美国老年护理院的老年人，50%每年至少跌倒一次，而且其中一半人会反复跌倒，跌倒往往造成骨折及外伤等严重后果，占所有老年人意外伤害的2/3，是造成老年残疾的主要原因，是造成老年死亡的第五因素。跌倒造成患者机体损伤、独立自主和社会功能受限，还会导致老年人精神上对再一次跌倒充满恐惧和焦虑，从而直接影响其生存和康复的质量。

第二节　跌倒的危险因素

老年跌倒是多因素交互作用的结果，包括损害老年人自身稳定机制、引起步行能力下降的内在因素，也包括环境因素、管理因素等外在因素。人体姿势的稳定有赖于感觉器官、中枢神经系统和肌肉骨骼系统等功能的协调一致。扰乱这一功能系统的任一环节的任一因素，包括疾病、慢性积累性劳损及老年性退变，均能破坏机体的内在稳定性。预示跌倒的 10 个最为重要的指标，包括既往跌倒病史、药物、协调能力、年龄、心理困惑、物理环境、步行和移动的改变、药物清除障碍、血压升高。三个或者以上的危险因素存在时，65%~100%的老人一年之内会发生跌倒，无危险因素的老年人每年发生跌倒的概率降至 8%~12%。因此危险因素越多，老年人跌倒的可能性越大。

一、内在因素

内在因素包括如年龄、性别、种族、婚姻状况、教育程度、社会经济水平等，也包括既往跌倒病史、各种内外科疾病、生理和心理状态、多重药物使用、营养状况、交际能力、认知功能。

（一）生理性功能减退

老年人体能状态差，是跌倒的高危人群。男性老年人较女性更易发生跌倒，跌倒者的平均年龄是 63.4 岁，其中 50% 的跌倒事件是 65 岁以上老年人如厕时发生。

老年人随着年龄的增长，机体处于老化过程，视觉、听觉、触觉、前庭及本体感觉等功能减退，不容易看到或者听到有关跌倒的警告信号，传入中枢神经的信息减少，影响大脑的准确分析和判断，导致环境突然改变不能及时采取相应的自我保护措施，使跌倒风险显著增加；老年人神经传导减慢，中枢整合能力削弱，反应时间延长，不能及时有效地发现和规避危险，中枢和周围神经系统的控制能力下降导致平衡功能失调，而使跌倒的危险性明显增加。老年人步态的基本特点是，速度减慢，步幅变短，摆动腿抬高的程度降低，行走拖拉不连续，步态不稳使老年人容易跌倒。

（二）疾病因素

跌倒往往是老年人某些潜在疾病的非特异性的标志，跌倒的发生向医护人员提示着急性疾病的发生，或者慢性疾病的加重。例如，心血管疾病（如心律失常、椎动脉供血不足、体位性低血压），神经系统疾病（如脑梗塞、脑萎缩、小脑病变、帕金森综合征），类风湿性关节炎或骨性关节炎、甲状腺病、视觉损害、骨质疏松症、运动损伤等疾病，可能造成老人体质虚弱或引发眩晕的疾病，存在一种或一种以上时，会大大增加跌倒的风险，尤其对于高龄病例。跌倒也是许多急性发热性疾病，如肺炎或者尿道感染、心肌梗死的非特异性表现，可能通过损害老人维持身体稳定性和平衡能力促进跌倒发生。慢性疼痛导致抑郁，降低机体活动水平，也是跌倒发生的危险因素。癫痫、颈椎病和心源性晕厥等慢性病急性发作也常常引起跌倒。

（三）药物因素

报道显示，老年人跌倒与服用药物有关，考虑与老年人机体耐受性降低、对药物的敏感性发生变化、药物不良反应发生率增高有关。长期服用处方药如镇静催眠药、抗焦虑药、三环类抗抑郁药、抗高血压药、非甾体类抗炎药、抗心律失常药、抗组胺药剂、治疗糖尿病的药物、泻药、单胺氧化酶抑制剂、肌肉松弛剂、血管扩张剂以及任何影响平衡的药物等，均可引起跌倒。这些药物可导致患者定向力障碍、共济失调、头晕、体位性低血压等不良反应，加之老年人夜尿次数多，如厕时意识模糊，步态不稳，造成意外跌倒，增加跌倒发生概率。接受高血压治疗的老人发生体位性低血压的概率几乎是其他人的 2 倍，应用利尿剂、抗副交感神经药、抗高血压药和精神兴奋药也可能诱发体位性低血压。另外，4 种或者以上药物同时使用时，由于多种药物相互作用增加了跌倒的危险性，跌倒的危险会随着服药的种类呈指数增长，病情变化时若不根据病情需要及时调整药物剂量，同样可能增加跌倒风险。

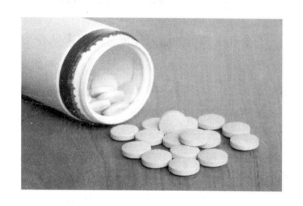

（四）营养状态

老年人一般为多种疾病同时存在，营养状态差，肌肉张力及强度减弱，骨质疏松，关节僵硬、运动范围缩小，导致老年人肢体协调能力下降，身体姿势平衡控制能力降低，行动不灵活，这些因素都会导致跌倒风险增加。

（五）心理因素

老年人的跌倒受运动时的情绪和平衡信心等心理因素影响。许多老年人，对自身的身体状况没有明确的认识，自认为能生活自理，不愿麻烦别人，从而拒绝承认或者忽视了其行动缓慢、活动能力下降这一衰老的客观事实，对自己的行动不加限制，在行走时缺乏稳定性而增加了跌倒的危险。另一些老年人由于忧虑和恐惧跌倒，限制了自己的活动，长此以往肌肉变得虚弱和不稳定，活动能力降低，会加剧跌倒的安全隐患。在老年人群中有跌倒史患者再次发生跌倒的机率非常高，跌倒可反复发生并引发一种或多种程度不等的损伤，使老年人产生恐惧心理，形成"跌倒—丧失信心—更容易跌倒"的恶性循环。

二、外在因素

危险性决定于老年人周围环境的危险程度和老年人对环境的适应能力。户外环境危险不仅指环境、设施,而且也包括社会秩序的不安全因素。对居家的老人来说,跌倒的危险普遍存在。

(一) 居家环境中的危险因素

老年人跌倒的居家环境危险因素见表 3-1。

表 3-1 老年人跌倒的居家环境危险因素

环境	危险因素
地面	• 湿滑、不平整、多阻碍
	• 门槛过高
	• 堆放物品杂乱
	• 地毯松脱、不平、边角卷曲、未做固定;
	• 有电线和金属线
	• 低置物品,如玩具
	• 台阶过高过长、宽度过窄,覆盖地毯或失修
家具	• 散乱,摆放位置突然变换或放置不稳固
	• 无扶手或靠背的矮凳
	• 卧床高低不当
	• 橱柜高低不当
照明	• 室内采光不好,如光线太暗或强光刺眼
	• 无夜灯
	• 开关不便
浴室	• 坐便器过低,老年人如厕后无力站起
	• 浴盆无安全性扶手或扶手设计、安装不当
	• 卫生间地面光滑有水,缺乏防滑及辅助措施
其他	• 居住的环境突然变化
	• 楼梯没安扶手
	• 鞋袜过大、穿鞋不当 (不防滑、高跟)

（二）医院环境的危险因素

病房内声光等感应信号装置不完备，走廊照明不良；地面的平整度、防滑度不好，卫生间、开水间地面潮湿，湿式拖扫未设醒目警示标志；病床单元周围、走廊、通道有障碍物；走廊、卫生间无扶手；病床的高低、大小不适宜，夜间入睡后未及时拉起护栏，床旁椅过低，床脚刹车未及时固定，呼唤器位置不易触及，各种康复器材放置不当，外出检查未做好约束保护等，均是发生事故的原因，另外病员服及鞋子不合适等都易导致患者跌倒发生。急症入院老年人由于对环境不适应，发生意识改变者较多，引起焦虑、手足无措，导致老年人对外界环境的判断失误而发生跌倒。

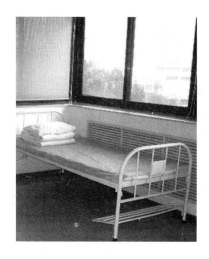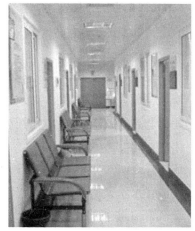

（三）社区环境的危险因素

户外地面潮湿或台阶倾斜等滑倒的因素；通道中有杂物；地面不平；梯级过高；不适宜的设施、缺乏夜灯等易绊倒的因素。研究表明，对能独自活动的老人来说，户外的环境危险因素威胁更大。

三、公众对跌倒危害和可预防性的认知度

一些老年人对自身的身　状况认识不足，自认为能生活自理，不愿麻烦别人，因此拒绝承认或者忽视　其行动缓慢、活动能力下降这一衰老的客观事实，

对自己的行动不加限制，在行走不稳时，增加了跌倒的危险性；另外对其所处的环境存在的跌倒危险因素评估不足，没有预防性心理准备，导致跌倒几率增加。

第三节　跌倒的风险评估

所有老年人均应进行跌倒风险评估。尤其是有多次跌倒史的老年患者，更要进行全面的评估，确定跌倒原因。老年人跌倒全面的评估需从病史问诊、规范的体格检查、步态及平衡能力检查开始，然后根据不同的致跌倒因素采取相应的干预措施。

一、内在危险因素评估

(1) 确定跌倒史。

(2) 评估有无步态、平衡、运动和肌无力功能障碍。

(3) 评估有无骨质疏松症。

(4) 评估老人的敏感能力和对跌倒的恐惧感。

(5) 评估有无视力障碍。

(6) 评估有无认知功能障碍和进行神经系统功能检查。

(7) 评估有无尿失禁。

(8) 心血管功能检查和回顾用药史。

二、外在危险因素评估

评估从有无居家的危险因素、老人与家属对跌倒危害、可预防性的认知度及社区环境的危险因素等多方面进行。

三、全面的体格检查

(1) 测量站立时血压，以明确有无体位性低血压。

(2) 检查视力和视野，有无白内障、黄斑病变，是否有老年性耳聋等。

(3) 心血管系统检查，有无心律失常、心力衰竭、心绞痛等。

（4）神经系统检查，精神状态、心情和行为改变，是否有抑郁、焦虑和压力刺激等，有无帕金森、脑血管疾病、神经系统肿瘤以及共济失调。

（5）骨骼肌肉系统检查，有无肌无力、活动受限、严重关节病变和足畸形。

（6）移动情况检查包括平衡、步态与移动情况。

对于各种心血管疾病、慢性消耗性疾病、体质虚弱、中枢神经系统障碍者和肌肉、关节疾患、五官疾患及服用降压、降糖、利尿镇静安神等药物的老年患者，其身体和精神的功能储备降低，更易跌倒，意外的发生多数出现在这些既能活动又身体虚弱的高龄老年患者身上。因此，应将此类患者确立为容易跌倒的高危人群，提高预见性，预防跌倒。

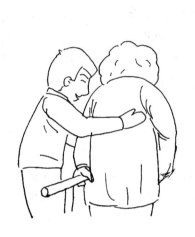
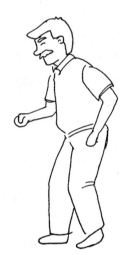

第四节 跌倒的预防与康复治疗

一、跌倒的预防

对具有不同类别危险因素的老年人进行多元化的干预可以有效预防跌倒的发生。干预措施包括以下几方面。

1. 治疗相关疾病

治疗相关疾病，是减少老年人跌倒的重要措施。研究表明，许多老人控制姿势能力减退都与小脑和基底神经节梗塞、灌流不足或变性有关。因此，加强老年脑血管病的防治，有助于减轻老年人平衡功能的损害，从而减少跌倒的发生。视、听力障碍也是引起老年人跌倒的因素之一。必须针对引起视、听力障碍的不同原因进行治疗，如远视或近视者可配戴眼镜，白内障者可行白内障摘除术，听力障碍可佩带助听器，尽可能减少因视力障碍、听力障碍引起的跌倒。

老年人骨性关节炎及腰腿痛发病率也非常高，积极进行药物及康复治疗可以改善患者平衡能力，从而减少跌倒的发生；糖尿病患者如果血糖控制不佳，一旦低血糖易导致老人晕倒，故积极调整降糖药，保持血糖平稳可以预防跌倒的发生；有些老人因心脏病可引起心源性的晕厥，故积极治疗心脏病，按时规律服药，定期门诊复查可以减少跌倒的发生；老年人认知功能减退或者痴呆患者对环境障碍物判别不良易引起跌倒，所以要积极进行药物治疗及康复认知训练，避免跌倒发生；末梢神经病的老人因本体感觉差，严重影响平衡功能，故在积极治疗原发病的基础上应针对本体感觉差、平衡功能差加强康复治疗，减少跌倒发生。

2. 评估并调整服用药物

镇静催眠药、利尿剂、泻药、肌松剂、抗心律失常药、血管扩张剂等，有些可使反应变慢或削弱认知能力，有些可致低血糖、低血压，进而增加了老年人跌倒的危险性。另外药物的多重使用也会更加增加跌倒发生的危险性。对于必须服用这些药物的老年人应经常与医生取得联系，检查是否还有必须用药的必要，观察用药的不良反应，根据老人情况及时调整用药剂量。

3. 纠正不良环境因素并补充有利平衡的辅助支持条件

进行诊断性家庭访问，对家庭环境中的危险提出改善建议，必要时提供改善灵活性的技术性辅助工具。户外及室内环境应充分考虑到老年人的安全，如应有足够的亮度、光线分布均匀、避免闪烁、地面应平坦不滑；重新摆放家具，及时擦干地面，固定地毯、床垫，修补合适的门槛，增加扶手、扶栏，在台阶上安装防滑措施，调整照明，在楼梯等家庭环境处放置色彩鲜明的标记等。通道不应有障碍物，座椅较高使之容易站起；沙发勿过度松软、凹陷；走廊、厕所、浴室要设扶手，以防滑倒；政府和社区应考虑到老年人生活和活动的配套设施。

4. 实施训练计划改善肌肉力量、平衡性和步态

平衡能力反映了身体对来自前庭器官、肌肉、肌腱、关节内的本体感受器以及视觉等各方面刺激的协调能力。良好的平衡能力与老年人的日常生活活动、社交、娱乐密切相关。平衡训练可提高平衡能力，减少跌倒的发生。

下肢肌肉力量减退是老年人平衡能力下降的主导因素之一。老年人下肢肌肉收缩能力下降，维持平衡的能力降低，表现为脚跟着地、踝跖屈和屈膝等动作缓慢，伸髋不充分，摆动腿抬高的程度降低，行走时拖拉，步态不稳，进而导致跌倒。因此，老年人应进行适当的力量练习。老年人做力量练习首先要根据自己当前的身体状况选定适宜的锻炼方式和量。原则是，不要做自己体力上感到有困难的力量练习，开始时一定要适量，循序渐进。老年人进行力量练习不一定到健身房里去举杠铃，可以做一些简单的锻炼，如经常搬搬家里的椅子，提一些有分量的东西，也可以增强肌肉的力量。在身体条件允许的情况下，老年人还可以做一些轻量级的哑铃锻炼。身体状况较好的老年人可以进行爬楼梯锻炼，能够增强腿部和腰背肌肉力量，改善肌肉和骨的血液循环。老年人力量练习每周应进行至少两次。

太极拳是我国古老的健身项目，是一种缓慢的、身体及意识协调控制的锻炼形式，不受环境、器材的制约。它可以调节呼吸、手眼及身体与意识的相互配合，增强肌肉力量，从各个方面提高平衡能力。目前证实每周2次，每次1小时的太极拳有助于增加老年人姿势的稳定性，延迟老年人发生跌倒的时间。

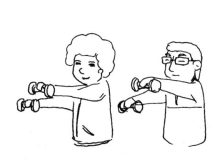
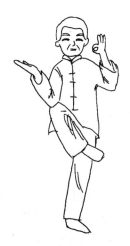

5. 进行健康教育有效预防跌倒

健康教育提高老年人对跌倒危险因素的意识，从行为心理学途径预防跌倒。

健康教育是有效降低跌倒发生的措施，我们应对高危人群及其家属进行健康教育，同时应向医护人员提供教育，使他们具有预防住院老龄患者跌倒的意识，熟练辨别高危人群，掌握熟练的干预技能。对有高血压、糖尿病史的老人应给予不同宣教，如有高血压病史，要定时监测血压，告知患者不能随便停药，改变体位时动作要缓慢；有糖尿病者需监测血糖，严格控制饮食，静脉补液时严禁用葡萄糖液，防止高血糖昏迷及酮症。长期服用降血糖药者严格按医嘱服药，注意防止发生低血糖。

医疗保健人员对干预中再次发生的跌倒进行再评估，提出解决方案。针对老年患者的个体差异进行分析，让患者或家属参与制订防跌倒健康教育计划，如教育目标、内容、采取护理措施等。教会患者识别跌倒危险因素及采取预防措施，如指导患者缓慢起立、坐下，上、下床及洗澡等活动时的注意事项。

因人施教，重复多次进行健康教育。老年患者视力较差，听力下降，记忆力也差，健康教育时要因人而异，方法多样化。如针对文化程度不高者，健康教育要简单、通俗易懂，内容不宜多，反复多次进行。对文化程度高的患者，多采用健康教育手册和讨论式相结合的教育方法。另外，对卫生健康人员进行相关教育，增加医疗保健人员的知识并提高对跌倒的干预意识，这对预防跌倒有长远的意义。

二、康复干预

(一) 运动疗法

运动疗法包括平衡及柔韧性训练、下肢及躯干力量训练、步行训练，运动应量力而行，循序渐进，运动强度掌握在使患者心率波动范围为最大心率的50%~70%为宜。

(二) 心理疗法

老年患者因内在及外在因素，常产生焦虑、沮丧、自卑等负性心理，部分老年人因曾经跌倒或险些跌倒而对做某种运动失去信心，这样不仅增加了跌倒的危险性，而且形成恶性循环。因此，针对其不良心理状态，先做好安慰、解释工作，心理上给予疏导、支持，鼓励、帮助患者建立自信心，在学会自我保护的前提下适当活动，提高生活自理能力。

第四章　尿失禁

☞ • **典型病例**

患者女性，66岁，因"尿失禁两年，伴失眠半年"入院。两年来患者尿频、尿急、咳嗽打喷嚏时尿液不自主溢出，夜尿4~5次/晚，半年来出现失眠伴血压升高。常感口干，喜大量饮水，大便干结，3~4日一次。患者丈夫因病重长期卧床，患者长期情绪紧张、焦虑。既往有5年糖尿病病史。入院后检查：两次清洁中段尿培养为大肠埃希菌。诊断为混合性尿失禁：急性及可逆性（下泌尿系感染）、急迫性（尿急频、老年）、压力性（咳嗽溢尿、经产妇、盆腔手术史）尿失禁。其他诊断：抑郁状态、糖尿病。

处理：抗菌治疗，同时行为干预，加强运动、膀胱训练、盆底肌训练；防止便秘；避免晚间液体摄入过多，控制血糖，鼓励家属多陪伴患者。4周后患者睡眠和情绪改善，夜尿减至2~3次，尿失禁较前明显改善。随后，患者血压平稳，出院。

第一节　尿失禁概述

一、尿失禁的定义

据1997年国际排尿控制研究协会（ISC）的定义：尿失禁是一种由各种原因引起的、可经客观证实的、非自主性漏尿现象。据统计，一般人群中尿失禁发病率为2%，在养老院中高达25%，其中，女性的患病率高于男性。因此，尿失禁的诊断与治疗在老年病学研究中占有重要位置。

严格讲，尿失禁并非一种独立疾病，而是多种疾病引起的膀胱贮尿功能障碍的外在表现。下尿路的主要生理功能有贮尿、排尿两个方面。贮尿功能主要由膀胱逼尿肌的顺应性（可理解为在一定范围内逼尿肌随需要松弛，增加膀胱容量，并维持膀胱内低压的能力）与尿道近侧及远侧括约肌协同完成的，如果膀胱内压力低于尿道括约肌压力时，则不会有尿液流出，此时即所谓排尿周期中的贮尿期，尿流动力学研究表明，这时尿道内压力一般在 4~6cmH$_2$O，膀胱内压力一般在 0~1.5cmH$_2$O。在排尿期，上述情况正好相反，在膀胱内压力骤升、尿道括约肌松弛、尿道内压力同步降低时，其结果膀胱内压力高于尿道内压力，发生排尿。根据上

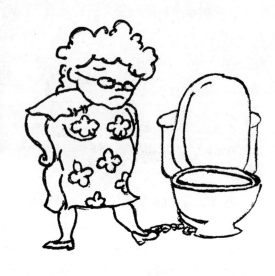

述情况不难理解，只要膀胱顺应性或尿道括约肌的能力受到损害，导致膀胱内压高于尿道内压，则发生尿失禁。

二、尿失禁的分类

1. 急迫性尿失禁

急迫性尿失禁是指严重尿频、尿急时不能控制尿液而致尿失禁。可有神经系统疾病史或下尿路梗阻，主要表现为尿意急迫无法自制，尿液不自主流出，排尿后症状缓解。本病与压力性尿失禁鉴别在于后者常在咳嗽、喷嚏、大笑时发生，无排尿急迫感，发生尿失禁时，排出的尿量相对较少。

2. 压力性尿失禁

压力性尿失禁是指当腹压增大时，如大笑、喷嚏、忽然起立时，尿液不随意的流出，多见于女性。由于产伤使膀胱支持组织受伤或盆底松弛所致。患者可有会阴、盆腔手术史，多次分娩及难产史，主要

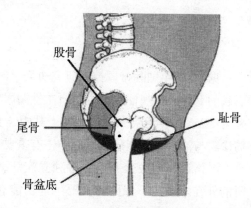

膀胱周围组织

表现为在增加腹压时，如咳嗽、喷嚏、大笑、跑跳或提重物时，尿液不自主流出。本病与真性尿失禁鉴别在于后者尿液持续不自主地从尿道口流出，而压力性尿失禁仅在腹压增加时尿液才不自主的从尿道口流出。

3. 充盈性尿失禁

充盈性尿失禁是指由于膀胱过度充盈引起尿不断溢出，见于各种原因引起的慢性尿潴留，膀胱内压超过尿道阻力时，尿液持续或间断溢出。常有神经系统疾病史或下尿路梗阻，表现为排尿困难、排尿等待、尿线细等尿路梗阻症状，继而发生尿潴留，随后出现尿失禁。本病与真性尿失禁鉴别在于，后者膀胱呈空虚状态，无残余尿。本病与遗尿症的鉴别在于，后者常发生于儿童，患者在清醒状态下控尿良好，仅在入睡后出现无意识的排尿，常无残余尿。

4. 真性尿失禁

真性尿失禁是指膀胱失去控制尿液的能力，膀胱空虚，常见原因为尿道括约肌受损，先天性或获得性神经源性膀胱。常有严重的后尿道损伤史或相关手术史，如前列腺癌根治术、前列腺切除术等。主要表现为尿液持续不自主地从尿道口流出，膀胱内无残余尿。尿动力学检查提示尿道压力降低。本病与充盈性尿失禁的鉴别在于，后者由于尿潴留，膀胱内压超过尿道压而发生尿失禁，辅助检查可发现膀胱内大量残余尿。本病与尿瘘的鉴别在于，后者常可通过内镜检查发现瘘口，在瘘口不易确定时可经尿道或静脉注射美蓝以确定瘘口位置。

三、老年男性尿失禁的诊断

1. 诊断时需注意的问题

在考虑老年男性尿失禁的诊断时首先需要解决以下三个问题：

（1）是否与神经系统疾病有关，如脊髓损伤、帕金森病、多发性硬化、糖尿病性神经炎等。

（2）是否与前列腺增生或尿道狭窄有关。

（3）是否有前列腺增生及神经系统疾患共存。

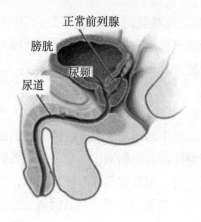

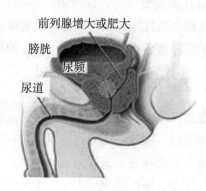

2. 临床分度

老年男性尿失禁常发生于前列腺手术后，为了衡量尿道远侧括约肌损伤程度，临床上根据尿失禁情况分为三度。

一度尿失禁：仅伤及尿道远侧括约肌的平滑肌部以及弹性纤维组织，而横纹肌性质的外括约肌尚完整，患者可有压力性尿失禁表现，平卧及立位时无漏尿。由于横纹肌性质的外括约肌尚完整，咳嗽或腹压突然增高时，外括约肌张力相应增高反而无漏尿现象，而常常于咳嗽终止出现漏尿，患者在排尿时可通过主动收缩其外括约肌中断尿流。此类患者尿道远侧括约肌损伤程度轻，多数在数周或数月后可自愈。

二度尿失禁：不多见，伤及部分横纹肌性质的外括约肌。患者平卧时无尿失禁，立位时则有漏尿。排尿时，患者不能自主地中断尿流。

三度尿失禁：常表现为患者在任何体位下均有持续性尿失禁，膀胱内不能贮尿，呈空虚状态，患者完全没有尿意。这类患者的尿道远侧括约肌的各种成分，即平滑肌、横纹肌及弹力纤维成分均遭损伤。这类前列腺术后尿失禁是最严重的一种情况。保守疗法无自愈可能，手术效果亦欠佳。

四、老年女性尿失禁的诊断及检查方法

1. 诊断

女性压力性尿失禁根据定义，即咳嗽、用力等引起腹内压骤升时尿液不自主地从尿道漏出。临床上常按漏尿严重程度，粗略地将其分为三度：

一度压力性尿失禁仅在咳嗽、大笑、持重用力时出现尿漏。

二度则在前述症状基础上于走路、跑步时亦发生漏尿。

三度在静息情况下亦有漏尿。

2. 检查方法

通过直视检查法、膀胱颈抬举试验、膀胱尿道造影、尿流动力学检查、膀胱尿道镜检查等更进一步诊断尿失禁。

五、老年尿失禁流行病学数据

尿失禁是老年人的一个普遍问题，常干扰其日常生活、社会活动、自我感觉、身心健康和总体生活质量。

(一) 国外流行病学数据

据亚太尿失禁委员会（Asia Pacific Continence Advisory Board）的报道，尿失禁的患病率男性为 5.8%，而女性为 15.1%。另一份欧洲的调查显示，随着年龄的增长，尿失禁的发病率也呈现明显的上升趋势。社区人群年龄大于 65 岁中，女性尿失禁为 11.6%、男性为 6.9%。在年龄大于 85 岁患者中，女性占 16.2%、男性占 15.4%。

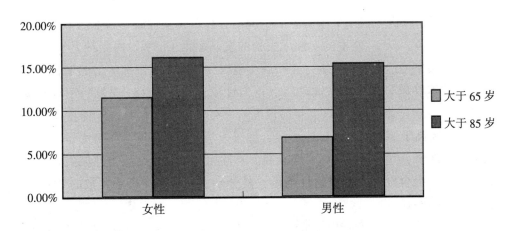

图 4-1　欧洲社区尿失禁的发病率

（二）国内一些城市的流行病学数据

北京地区 5221 名成年女性尿失禁调查中，尿失禁的患病率为 38.5%，其中压力性尿失禁、急迫性尿失禁、混合性尿失禁和充盈性尿失禁的患病率分别为 22.9%、2.8%、12.4%和 0.4%。随着年龄的增长，混合性尿失禁患病率明显增加。北京地区压力性、急迫性、混合性及充盈性尿失禁的构成比分别为 59.6%、7.3%、32.3%和 0.7%。

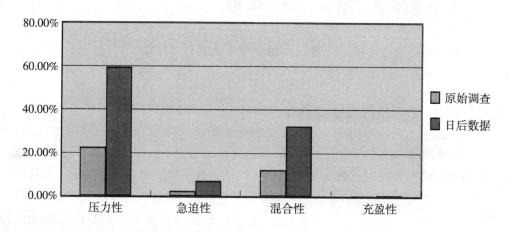

图 4-2　北京地区 5221 名成年女性尿失禁调查

据武汉市社区人群尿失禁的患病情况调查显示，女性尿失禁发病率随年龄的增长而增高，低于 30 岁的女性尿失禁的发病率为 13.7%，而年龄大于 70 岁的女性患病率可达 56.3%。压力性和混合型尿失禁的发病率随年龄的增长而增高，而急迫性尿失禁未反映此趋势。压力性尿失禁于 60~69 岁发病率处于高峰，急迫性尿失禁于 70 岁以上年龄段发病率处于高峰，而且 20~29 岁年龄段的发病率要高于 30~39 岁年龄段。混合型尿失禁发病率高峰为年龄大于 80 岁，但于 50~59 岁、70~79 岁发病率亦较高。女性尿失禁分型中压力性尿失禁所占比例最高，混合性次之，急迫性最低，其分别占女性尿失禁总例数的 61.2%、21.9%、16.9%。

辽宁地区 3884 例调查中，成年女性尿失禁患病率 21.9%，其中压力性尿失禁、急迫性尿失禁和混合性尿失禁的患病率分别为 16.9% 1.8%和 3.0%。各类型尿失禁患病率趋势随着年龄增加而增高，绝经后期（58~68 岁）达到高峰，68 岁以后有所下降。

（三）男性尿失禁流行病学数据

男性尿失禁患者按年龄和尿失禁类型分组的流行病学调查结果显示，男性尿失禁以急迫性最为常见，压力性次之，混合型最少，其分别占男性尿失禁总例数的 59.9%、28.6%、11.5%。研究表明，其发病率随年龄增长而增高，同时可以发现急迫性尿失禁于 50~59 岁组和 80 岁以上年龄组各有一个发病率高峰。男性尿失禁患者的就医率为 20.3%。

第二节　尿失禁的危险因素

一、引起尿失禁的危险因素

（1）先天性疾患：如尿道上裂等。

（2）创伤：如妇女生产时的创伤、骨盆骨折等。

（3）手术：如进行过前列腺手术、尿道狭窄修补术等；儿童时期进行的后尿道瓣膜手术等。

（4）各种原因引起的神经原性膀胱疾病。

二、其他引起老年尿失禁的危险因素

1. 年龄

尿失禁的患病率随年龄增长而增高，但不同类型尿失禁随年龄变化的趋势有所差异。研究显示，40~59 岁和 70 岁以上是压力性尿失禁发病的危险年龄，45~59 岁，年龄每增加 1 岁，压力性尿失禁患病率增加 0.43%~0.55%，而急迫性尿失禁患病率增加 0.088%~0.20%。这主要与以下因素有关。

（1）年龄增长导致膀胱骨盆结构改变：膀胱骨盆结构的改变常是由于女性在

绝经期雌激素缺乏，多产或不良产史，手术造成的盆底括约肌损伤等引起；随着患病者年龄增加，组织弹性下降，神经支配能力不足使平滑肌张力降低，均可造成尿道闭合压力的降低。膀胱逼尿肌随着年龄的增加而老化，中枢神经系统及括约肌也有退行性的改变，从而增加了膀胱的不稳定性。

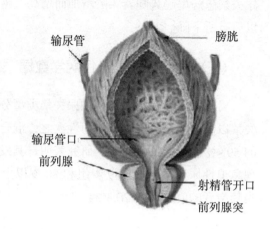

（2）因年龄增加所致的各种疾病及各种用药影响膀胱功能：随增龄，机体抵抗力下降，易发生下尿路感染等疾病，服用一些可能引起尿失禁发生的药物均增加尿失禁的发生率。

2. 绝经

更年期和绝经后雌激素水平降低导致妇女的子宫、阴道、尿道发生很大变化，膀胱、尿道含有大量雌激素受体，尿道黏膜下血管丛对雌激素敏感，雌激素可改善尿道周围血流量，增加黏膜层的厚度，进而促进尿道闭合；若雌激素缺乏，可导致尿道管腔内的黏膜封闭作用减退。这些生理上的变化使女性更易发生尿频、尿急、尿失禁、尿道感染等症状。

3. 超重与肥胖

老年人活动少，容易引起超重与肥胖，已有研究证实，超重或肥胖与妊娠一样，会使盆底组织耐受力降低，盆底肌肉力量收缩减弱，盆底神经及盆底结构损伤；同时，由于肥胖者多有血脂异常，还可对血液流动及膀胱神经的分布产生不良影响。因此，超重和肥胖妇女比正常体重妇女更易发生尿失禁。澳大利亚一项大型的队列研究显示，体重指数（BMI）为 $25\sim30kg/m^2$ 比 $BMI>40kg/m^2$ 的人尿失禁患病率低很多。减肥可以降低 2 型糖尿病患病风险，还可以减轻腹压，减轻膀胱内压，降低膀胱颈的活动性。当体重降低 5%~10% 时，尿失禁的症状就有明显改善。这些均表明，超重与肥胖是尿失禁的危险因素，与尿失禁的发生或严重程度有关。

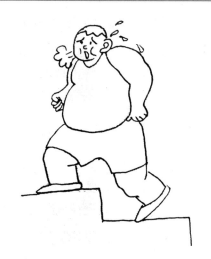
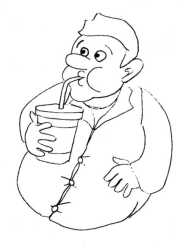

第三节　尿失禁的病因

一、压力性尿失禁

所谓压力性尿失禁就是由于某些原因使腹肌突然收缩导致腹压增加，以致尿液不由自主地流出。有些局部因素，如子宫脱垂或膀胱膨出症的老年妇女，其膀胱颈部肌肉和盆腔底部支持组织松弛，当大笑、打喷嚏、咳嗽、搬重物，使腹压增加时，就会有尿液外溢。

在各个年龄阶段的女性，都有此病的发生。女性生理特点：盆底薄弱，多了一个生殖器的开口，而且尿道短宽，加上产伤等易造成膀胱括约肌松弛。老年女性在更年期以后，女性激素分泌减少，尿道膀胱黏膜退化，尿道及盆底肌群有所萎缩而张力下降，控制排尿的括约肌能力明显下降，因而腹压一增加就容易发生尿失禁。

二、手术后尿失禁

前列腺增生患者，手术后容易发生尿失禁。手术前，增生的前列腺挡住了膀胱出口，使其不能轻易开放，造成排尿不畅。当手术切除增生的前列腺后，膀胱出口不能很好的关闭，尿液自然容易流出。深一层的原因是原来前列腺长在膀胱出口处，同时也长在一些专司关闭与开放膀胱出口的肌肉组织上，在挖切前列腺时，特别是一些较大的前列腺，以及一些因前列腺炎症形成粘连的前列腺，难免同时损伤收缩肌肉，使其控制膀胱出口的功能失灵，造成尿失禁。

三、充盈性尿失禁

前列腺增生患者发展到晚期，尿等待、排尿困难发展缓慢。随着病情的发展，梗阻加重达一定程度，不能排尽膀胱内全部尿液，出现慢性尿潴留，膀胱过度膨胀，过多的残余尿可使膀胱失去收缩能力，由于膀胱过度膨胀而使少量尿液溢出，称为充盈性尿失禁。若尿不出与尿失禁同时出现，表明该患者病情比较严重，应引起重视并应及时治疗。

四、混合性尿失禁

多种原因引起的尿失禁，如老年女性患无菌性尿道炎并发萎缩性尿道炎时亦可致尿失禁；尿路细菌感染常可引起暂时性尿失禁。全身因素大多由于大脑排尿中枢的神经细胞功能随年龄增长而衰退所致。因此，老年人往往有膀胱收缩增强，容易减少尿量和残余尿量增多，引起尿急、尿频、尿失禁等症状。部分尿失禁可来自精神因素，如环境改变引起的场景性尿失禁，有人听到流水声会引起尿失禁，精神刺激也可引起尿失禁，但多为暂时性尿失禁。

五、药物及其他原因引起的尿失禁

引起老年尿失禁的其他原因还有：运动性差、精神错乱、神经疾病及一些引起老年尿失禁的药物，诸如抗抑郁制剂、钙通道阻滞剂、抗胆碱能药物、麻醉药和利尿剂等药物（表4-1），还有过多摄入酒精、咖啡等。许多可逆性或短暂性导致尿失禁的原因不难识别，它们多是由于一些疾病影响泌尿道所致。尿失禁直接的原因有膀胱壁平滑肌（逼尿肌）或膀胱出口、尿道、括约肌、盆底肌的功能失调。逼尿肌可自主收缩，它既可表现为活动过度，也可表现为活动不足，甚至完全失去收缩能力。尿道阻力过低可引起压力性尿失禁，过高则甚至可产生尿液流出阻塞。

表 4-1　引起尿失禁的常见药物

药物种类	常见药物	对控尿可能产生的影响
镇静剂或安眠药	安定或氟胺	镇静，谵妄和活动障碍
酒精	各种烈性酒	多尿，尿频尿急，镇静，谵妄及活动受限
抗胆碱能制剂	普鲁本辛，羟叮咛	尿潴留，充盈性尿失禁，谵妄，便秘
精神抑制剂	硫醚嗪，氟哌啶醇	抗胆碱能作用，镇静，强直，活动受限
抗抑郁制剂	阿米替林，去甲丙米嗪	镇静，抗胆碱能作用
抗帕金森病制剂	安坦，苄托品（无左旋多巴）	镇静，抗胆碱能作用
麻痹镇痛剂	鸦片类制剂	尿潴留，便秘，镇静，谵妄
α-受体拮抗剂	哌唑嗪	后尿道松弛，女性可加重压力性尿失禁
α-受体激动剂	滴鼻抗充血制剂	男性可出现急性尿潴留
钙通道阻滞剂	异博定	尿潴留，由于体液蓄积所致的多尿
强力利尿制剂	速尿，丁尿胺	多尿，尿频，尿急
血管紧张素转换酶抑制剂	巯甲丙脯酸	药物引起的咳嗽能加重压力性尿失禁的症状
抗肿瘤药物	长春新碱	尿潴留

第四节　尿失禁的危害

老年尿失禁对患者的危害很大，严重影响老年人的生活质量。

尿失禁容易导致尿道炎、阴道炎、性生活障碍、前列腺炎或前列腺增生、膀胱炎、膀胱结石等症。

尿失禁可引起女性月经不调、排卵障碍、心脑血管疾病、更年期提前等。若尿失禁不及时治疗，会引起月经不调、白带缺少，也会诱发心脑血管疾病。还会引起排卵障碍，导致更年期提前，从而使女性加速衰老。

尿失禁会引起皮肤瘙痒、溃烂，导致会阴部、下腹部、大腿根部等多处地方出现皮疹、皮肤感染及溃烂等。另外，尿失禁还会引起肾积水合并感染、膀胱输尿管返流等情况，严重时危及生命健康。

在尿失禁患者身上，经常伴随着一股尿臊味。由于身上的异味让广大尿失禁患者不敢站在人前，害怕自己出丑于人前，因而，丧失了交往、应酬机会，长此下去会形成交往心理障碍。因此患者一定要选择正确的治疗方法及时进行治疗。

第五节 尿失禁的评估

对于老年尿失禁进行全面的评估，主要包括病史采集、体格检查、排尿日记、问卷调查、尿垫试验、膀胱造影、膀胱尿道镜检查和尿动力学检查。

一、病史采集

病史采集是对于尿失禁症状评估的最传统的方法，应该尽可能做到准确和详实，主要包括以下几个方面：

(1) 尿失禁的发生情况和持续时间。

(2) 引起尿失禁的诱因，包括咳嗽、活动、起立动作、洗手等。

(3) 伴随症状，有无排尿困难、尿频、尿急、尿痛、血尿等。

(4) 患者具体的排尿情况，包括患者日间和夜间的排尿频次，排尿的间隔时间，每次排尿量以及能够忍耐推迟排尿的最长时间。

(5) 是否存在性功能障碍，如勃起功能障碍等。

(6) 是否存在肠道功能障碍，如便秘等。

(7) 既往病史的情况，包括有无糖尿病、心衰、神经系统疾病等病史，腹部或盆腔手术史，药物治疗史，生育史和尿道感染史等。

(8) 尿失禁的既往治疗史和疗效情况。

二、体格检查

体格检查的目的在于明确尿失禁的原因并寻找其病理生理学基础。详细的体检包括以下三个方面。

1. 全身评估

全身评估包括观察患者一般情况，形体是否肥胖，有无手术瘢痕及是否合并腹股沟疝等。重点应检查腹部和腰背部，腹部触诊以明确下腹部有无胀满、压痛等尿潴留体征，耻骨上区叩诊以了解膀胱充盈度，通过腰背部检查以明确有无骨骶畸形、手术、外伤瘢痕等。

2. 盆底检查

（1）女性盆底检查：主要目的在于明确患者是否存在膀胱膨出、肠道或直肠膨出及子宫脱垂。如果存在以上情况，压力性尿失禁手术需要调整手术方式，修补膨出或下垂的生殖器官。此外，通过一些特定的检查还可以明确膀胱支撑缺失的情况。

（2）男性盆底检查：主要包括生殖器、会阴和肛门指诊检查。在肛门指诊时应了解肛门括约肌张力和球海绵体肌反射的情况，以评价骶神经反射弧的完整性。

3. 神经系统检查

神经系统检查主要包括精神状态、感觉功能、运动功能和生理反射检查。精神状态主要包括有无老年痴呆、瘫痪、震颤及运动障碍等；感觉功能主要包括对不同的脊髓水平对应的皮肤区域的痛温觉、触觉、位置觉、振动觉、实体觉的检查；运动功能主要包括对不同肌群肌力、肌张力的评价；生理反射主要包括肛门反射、提睾反射和球海绵体肌反射。

三、调查表

常用的调查表有两种，一种针对尿失禁过去史（表4-2），另一种针对近期膀胱状况（表4-3）。这些调查表在正式就诊前就可以先交给患者，使患者提前思考并填写完整，能准确而快捷地获得有关疾病的各项资料。

表 4-2　老年人与尿失禁有关的病史

神经系统疾病
老年性痴呆
脑卒中
脊髓疾患
糖尿病（尤其是有外周神经损伤症状者）
泌尿系统疾病
前列腺增生
膀胱前壁膨出
逼尿肌过度活动

表4-3　近期膀胱状况

什么时候发生漏尿？
从来不漏尿
未能到达厕所就会有尿液漏出
在咳嗽或打喷嚏时漏尿
在睡着时漏尿
在活动或体育运动时漏尿
在小便完和穿好衣服时漏尿
在没有理由的情况下漏尿
在所有时间漏尿

四、排尿日记

排尿日记记录患者自然排尿习惯的各种信息，可客观真实地反映尿失禁的性质和严重程度。从排尿日记中获得的信息应包括，24~72小时液体入量及不同程度的活动情况，排尿频率、尿量（平均排尿量、最大排尿量和每天排尿昼夜分布情况）、间隔时间、发生尿失禁的次数、排尿或尿失禁有关的伴随症状。有研究人员发现24小时的记录对研究较合适，3天的记录可以更多地发现一些可重复的、有价值的信息，对患者尿道功能评估提供可靠的资料。对患者进行指导及鼓励，有助于得到完整有用的排尿日记。

五、尿垫试验

尿垫试验是指在标准条件下，在单位测量时间内，通过测量尿垫吸收尿液后的增重量来反映患者尿失禁程度的方法。尿垫试验有多种方法，不同方法与结果的确定有一定关系。主要有小于1小时、1小时、2小时、12小时、24小时、48小时几种方案。目前改进的方法是采用24小时尿垫试验和记录尿量同时进行的方法。24小时内增重8克以下为正常。这种方法使漏尿量得到量化，也可用于检测治疗的效果。有些女性尿垫重量过度增加怀疑为阴道分泌物或汗液所致，可以用盐酸苯偶氮胺或其他因子将尿液染色来确定。另外一种简单的方法是24小时内，每6小时换1次尿垫，尿垫称重，减去干垫重量，即为漏尿的量，通常1克相当于1毫升尿量。门诊常用的还有一种"20分钟尿垫试验法"。

六、尿动力学检查

1. 尿流率

行尿流率检查时尿量应大于 150 毫升，尿流率参数有效。最大尿流率为最重要的参数，女性每秒钟大约 20 毫升。但是尿流率的高低不能确定是尿道阻力增加所为，或逼尿肌收缩力受损所致。需行完全性膀胱测压以进一步诊断。

2. 完全性膀胱测压

此检查方法能了解患者膀胱充盈期有无不稳定、膀胱或逼尿肌反射亢进，以除外充盈性尿失禁的可能。排尿期主要了解患者逼尿肌的反射功能和有无下尿路梗阻。

3. 尿道压力描计

尿道压力描计时最大尿道闭合压小于 $20cmH_2O$（厘米水柱），则可能为重度压力性尿失禁。

4. 压力性尿道压力描计

尿道闭合压曲线近端尿道部分出现下置波，提示膀胱尿道下移。

5. 腹压性漏尿点压力测定

腹压性漏尿点压力为尿道固有括约肌张力的参数，如腹压性漏尿点压力低于 $60cmH_2O$，则提示重度压力性尿失禁。

七、影像学检查和膀胱镜检查

尿失禁可能有多种原因。括约肌功能缺陷与逼尿肌功能不良常常与尿失禁同时存在。膀胱尿道阴道瘘、异位尿道应在膀胱充盈时检查，必要时可做静脉肾盂造影、逆行肾盂造影、膀胱造影或子宫输卵管造影。膀

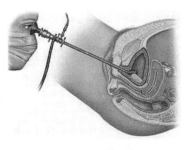

膀胱镜检查

胱阴道瘘可通过亚甲蓝试验证实。膀胱镜在诊断方面很有意义，可进一步确定瘘的部位、大小、炎症及距离膀胱颈的位置。患有典型压力性尿失禁的女性，膀胱和尿道的影像对诊断几乎没有帮助，但可提供更详细的诊断资料，进一步确定尿失禁的类型。

第六节　尿失禁的预防与康复治疗

一、尿失禁的预防

任何暂时性病因一旦发现，无论是否伴有已确立的病因，均应治疗，如抗尿路感染，老年女性补充小剂量雌激素，停用引起尿失禁的有关药物，积极治疗糖尿病、尿崩症等原发病，改善活动受限状态，解除粪便嵌塞等。

二、尿失禁的康复治疗

1. 行为治疗

压力性尿失禁，由于盆底肌松弛无力，尿道黏膜闭合能力下降，尿道控尿能力下降等原因引起，通过以下行为治疗，可有效改善老年尿失禁的状况，提高老年人的生存质量。

（1）增强盆底肌的运动疗法。

①提肛练习：嘱患者收紧肛门，如忍大小便状，每次收紧坚持至少3秒，然后放松，连续做15~30分钟，2~3次/日，坚持4~6周。如有效果，继续坚持，直到痊愈。

②使用"提肛功"也可以训练盆底肌，其方法是：吸气时用力使肛门收缩，呼气时放松，反复20~30次，隔1~2分钟再进行一次。锻炼时采用慢收缩、快收缩交叉进行，每天清晨锻炼5~6次。这种方法简便易行，站、坐、卧均可，睡前、醒后、看电视、听广播、乘车时，甚至坐在办公桌前均可进行。

③患者坐在椅子上，由后向前缓慢地把控尿中起重要作用的肌群——会阴部（PC）肌肉收缩起来。在收缩状态下，从1数到10，然后由前到后逐渐

放松，反复操练 PC 肌；患者仰卧位，以头部和脚为支点，抬高臀部，同时收缩 PC 肌，放下臀部时再放松 PC 肌。如此反复锻炼，提高 PC 肌的力量。上述步骤，每天做 3 次，每次做 10 遍；以后每增加 1 周，每次增加 5 遍，直到尿失禁状况有所改善。

(2) 会阴部肌肉锻炼。压力性尿失禁要学会做会阴部肌肉运动，也就是禁闭肛门活动，锻炼提肛肌。增强会阴部肌肉的张力，从而改善膀胱功能。方法是：就像解小便到一半时忍住尿液的感觉，然后放松下来。体会会阴部一紧一松，可以将手指伸进阴道感觉会阴部收缩，每次收缩 10 秒，放松 10 秒，重复 20~30 次，每天重复多次。

(3) 膀胱功能训练。膀胱功能训练的目的在于延长排尿的时间间隔，要求患者按照时间表而不是急迫程度进行排尿。最初的排尿间隔可能比较短，随耐受能力的增强，排尿的间隔时间逐渐延长，直至到达设定的目标间隔时间。

对于留置导尿管的患者，如果意识清楚，有排尿动机时能够感受到自己的尿意时，可以夹闭导尿管，定时开放，如每 1 小时开放一次，每次开放 15 分钟左右，然后再夹闭导尿管。逐渐延长开放导尿管的间隔时间。促进恢复膀胱的自主收缩和舒张的功能，最后达到拔除尿管的目的。在训练排尿的过程中，要保证摄入足够的水分，以刺激机体分泌足够的尿量，使膀胱扩张，定时产生排尿反射。

对于轻症尿失禁患者来说，通过盆底肌肉锻炼和膀胱功能训练可以达到康复的目的。盆底肌肉锻炼是通过训练在维持控尿中起重要作用的肌群来达到锻炼盆底肌肉系统的目的。通过增强盆底肌肉练习及提肛练习，可增加盆底肌肉和尿道的张力，使 50%~75% 的压力性尿失禁患者改善症状。

2. 压力生物反馈治疗

脊髓损伤的患者引起的假性尿失禁，形成了尿液在膀胱中的潴留。在膀胱不十分胀满时可用手加压排尿，把手放在患者下腹膀胱隆起处，向左右轻轻按摩，促使腹肌松弛，再用手掌自患者膀胱由上向下推移按压，动作用力要均匀，不要太猛，逐渐加大压力，促进尿液排出，减少膀胱中残余的尿量。

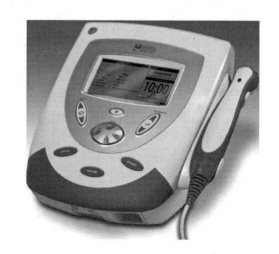

3. 电刺激治疗

该治疗方法主要包括阴部神经电刺激和骶神经电刺激，前者包括阴道电刺激、功能性电刺激、阴茎或阴蒂神经电刺激和选择性阴部神经电刺激；后者包括植入性骶神经电刺激和体表性骶神经电刺激。电刺激疗法有助于增强尿道的关闭，并反射性抑制膀胱的收缩。

4. 药物治疗

（1）急迫性尿失禁药物治疗：抗胆碱能制剂（抑制逼尿肌收缩）常用药物有盐酸黄酮哌酯（商品名为渡洛捷），每次 200 毫克，3~4 次 / 日；盐酸奥普布宁，皮肤贴，每周 2 次（贴于腹部或臀部皮肤）；三环类抗抑郁药（增强尿道阻力）丙咪嗪每次 25 毫克，3 次 / 日；酒石酸托特罗定（商品名为舍尼亭），每次 2 毫克，2 次 / 日。

（2）压力性尿失禁药物治疗：米多君，初次剂量 2.5 毫克，2~3 次 / 日。可渐增至每次 7.5~10 毫克，丙咪嗪 25 毫克，3 次 / 日。

（3）充盈性尿失禁药物治疗：乌拉胆碱 10 毫克，3 次 / 日。

5. 手术治疗

对于尿失禁症状较重者，一般主张手术治疗。目前文献中介绍过很多种手术方法。抗压力性尿失禁手术方法达上百种，大致可分为三种类型：①耻骨后膀胱尿道悬吊术；②经阴道修补术；③筋膜悬吊术。手术目的都是力求将膀胱颈部与尿道恢复到耻骨后的正常位置，并使之获得正常的支持。

在老年性尿失禁患者中，手术治愈约 74%，并发症发生率约 10%。因此，选择手术或术式时应慎重。常见影响手术的成功率因素有年龄、肥胖、膀胱尿道的脱垂与膨出、尿路感染等。对于神经系统疾患引起的各类型尿失禁，则主要采用药物治疗（急迫性尿失禁）或间歇自家导尿术（充盈性尿失禁），对药物反应不佳者，根据患者情况选用相应手术治疗。

第五章　骨质疏松症

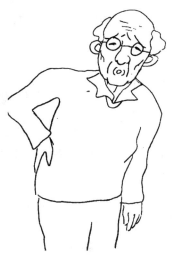

● 典型病例

患者，王某，79 岁，女性。主因"左侧肢体活动障碍伴卧床 2 月"为求康复治疗收入院。既往高血压病史 10 余年，2004 年发现 L4（第 4 腰椎）椎体压缩性骨折，平时间断进行抗骨质疏松治疗。初步诊断为：脑梗死，高血压病。入院后，在床上翻身时有痛苦表情和轻呻吟，影像检查显示 L4、5 压缩性骨折，椎体皮质变薄。诊断为：重度骨质疏松症，L4、5 压缩性骨折。

第一节　骨质疏松症概述

一、定　义

骨质疏松症是 Pommer 在 1885 年提出来的，早年一般认为全身骨量减少即为骨质疏松症，随着历史的发展和技术的进步，人们对骨质疏松症的认识也逐步深化。但各个国家都提出了不同的定义和概念。直到 1990 年丹麦举行的第三届国际骨质疏松研讨会和 1993 年在香港举行的第四届国际骨质疏松研讨会上，骨质疏松才有一个明确的定义，并得到了世界的公认。

世界卫生组织（WHO）关于骨质疏松症的定义是：原发性骨质疏松症是以骨量减少、骨组织显微结构退化为特征，以骨的脆性增高而骨折的危险性增加的一种全身性骨病。

作为一种代谢性骨病，骨质疏松症涉及到骨科学、老年医学、内分泌学、妇科学、放射学、流行病学、营养学和药学等多个学科，是一个跨学科的复杂疾病，这种疾病，需要多个学科有机整合才能有效的预防和治疗。

二、分　类

骨质疏松症主要分为原发性骨质疏松症和继发性骨质疏松症两大类。前者又分为绝经后骨质疏松症（I 型）、老年性骨质疏松症（II 型）和特发性骨质疏松症三类，占骨质疏松症发病总数的 85%~90%。继发性骨质疏松症主要由疾病原因和不良嗜好所致，占骨质疏松症发病总数的 10%~15%。

一般来说，骨质疏松和骨质疏松症是有区别的：前者是骨的退化过程和现象，骨量减少、骨强度下降尚未达到骨质疏松症的低骨量标准，不一定有临床症状和骨折的发生，尚属于生理性的退化范围之内。而后者是指骨质疏松达到一定程度，符合骨质疏松症的低骨量标准，出现了全身骨痛症状和体征，或者伴发脆性骨折等临床征象的病理状态。

三、诊断标准

根据 1998 年 WHO（世界卫生组织）规定的骨质疏松症诊断标准，用同性别、同种族年轻健康人的骨量峰值，减去所测得的骨量值（BMD）来衡量，只要骨密度减少等于或大于 2.5 个标准差，即可诊断为骨质疏松症。

四、诊断依据

1. 临床诊断　主要根据患者有无骨痛、身高变矮、骨折等临床表现，结合年龄、性别、绝经与否、病史、生活习惯、家族史等进行初步诊断。

2. 骨 X 线检查　对于存在骨折，或者骨量丢失达 30% 以上的能有所反映，但其准确性受较多因素影响，目前较少用于诊断骨

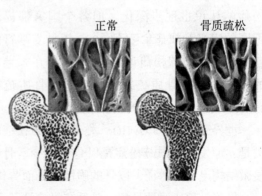

正常　　　　骨质疏松

骨 X 线检查

质疏松症。但可用于排除其他疾病及判断骨折部位及类型。

3. 骨矿密度测定　BMD（骨量值）是目前诊断骨质疏松症的最佳定量指标。目前较多使用的是双能 X 线吸收法（DXA），是骨质疏松症诊断的金标准，精确性较高、重复性好。

由于种族、地域和环境的差异，因此严格的标准应是用同地区、同种族、同性别的峰值骨量减去所测得的骨量，来判断是否患有骨质疏松症更准确。

4. 实验室检查　主要包括骨形成和骨吸收的相关指标。骨形成生化指标主要有 I 型前胶原羧基前肽、骨源性碱性磷酸酶、血清骨钙素等；骨吸收生化指标主要有抗酒石酸酸性磷酸酶、尿羟脯氨酸、I 型胶原吡啶交联物、I 型胶原交联末端肽及空腹尿钙 / 肌酐比值等。但以上生化指标尚不能作为独立诊断骨质疏松症的依据。

五、分　级

实际工作中对患者的骨质疏松进行分级诊断有重要意义。

- 正常骨量：骨量减少在一个标准差之内。
- 骨量减少：骨量减少在 1~2.5 个标准差之间。
- 轻度骨质疏松症：骨量减少在 2.5~3 个标准差之间。
- 中度骨质疏松症：骨量减少在 3~4 个标准差之间。
- 重度骨质疏松症：骨量减少在 4 个标准差以上。

只要诊断为骨质疏松症，同时伴有脆性骨折都可诊断为重度骨质疏松症。

六、流行病学数据

骨质疏松症在全球疾病发病率中列第 6 位，在发达国家和发展中国家均成为影响民众健康的问题之一。女性绝经后骨质疏松症的发病率 50~60 岁约为 30%，60~70 岁为 60%~70%，75 岁以上高达 80% 以上；男性 70 岁以后发病率约为 20%，由此引起的死亡率高达 15%~30%。美国在 2001 年与骨质疏松引起的骨折直接相关费用大约为 170 亿美元，1998 年英国为 9.42 亿英镑，澳大利亚为 7.79 亿澳元，这些费用中 95% 为住院费用和康复费用。本病的发病情况因地区环境、食物因素、营养水平以及种族的不同而有所不同。

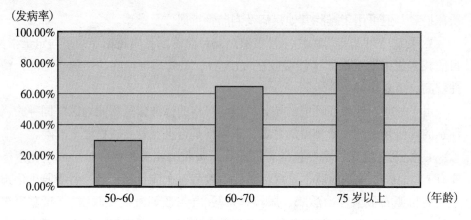

图 5-1　女性绝经后骨质疏松症的发病率

（一）国　外

美国骨质疏松基金会的调查结果显示，根据 WHO 的诊断标准，绝经后白人女性分别有 54% 和 30% 患者骨量减少和骨质疏松，大于 50 岁的男性有 3%~6% 患骨质疏松，28%~47% 为骨量减少。在欧美和日本，约有 7500 万人患骨质疏松症。其中每年约有 230 万人发生骨折。在 65~84 岁的白人女性中，90% 的髋部骨折、70% 的前臂骨折和 50% 的其他部位骨折是由骨质疏松症所致。

据 WHO 预测，到 2050 年亚洲 65 岁以上老年人将达到 9 亿，每年将有 320 万髋部骨折患者，其中最主要的原因为骨质疏松和骨强度减低。

（二）国　内

随着我国人口的老龄化来临，骨质疏松症及骨质疏松骨折成为严重影响中老年人身心健康的疾病，也成为我国老龄化社会亟待解决的公共健康问题。据 2006 年全国大规模流行病学调查估算，全国 50 岁以上人群中约有 6944 万人患有骨质疏松症，超 2 亿人存在低骨量问题，骨质疏松症总患病率女性为 20.7%，男性为 14.4%。

近年来，我国脊椎、髋部骨折的发生率也有明显上升趋势，以北京等地区为例，50 岁以上女性脊椎骨折的患病率为 15%，相当于每 7 名 50 岁以上女性中就有一位发生过脊椎骨折。针对北京市髋部骨折发生率的研究也表明，10 年间（1992—2002年）北京市 50 岁以上髋部骨折率在男性和女性分别增加了 42% 和 110%。女性一生发生骨质疏松骨折的危险（40%）高于乳腺癌、子宫内膜癌和卵巢癌的总和，男性一生发生骨质疏松骨折的危险（13%）高于前列腺癌。国家统计局统计资料显示，2005 年我国医疗费个人支出中用于治疗髋部骨折的费用高达 85 亿元，仅髋部骨折手术费用一项就可达人均 2 万元，占总的个人支出总费用的 18%。

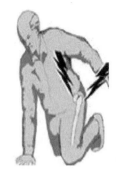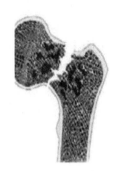

第二节 骨质疏松症的危险因素

骨质疏松症的危险因素同遗传、种族、性别、激素水平和环境等多种因素有关。而且不同类型的骨质疏松症的危险因素也有明显区别。

一、原发性骨质疏松症的危险因素

（一）骨密度峰值

骨密度峰值（peak bone mass）是指人的一生中所获得的最高骨密度值。人通常在 20~39 岁时骨密度值达高峰。低骨密度峰值者因骨量低，会较早达到骨质疏松的低骨量水平而发生骨质疏松，骨密度峰值的个体差异 80%由多基因共同决定，20%由环境、锻炼、饮食和青春期等决定。目前还没有发现直接调节骨密度和骨量峰值的基因。但通过人类基因组连锁分析，已经确认了几个染色体基因位点和骨密度有明确的或可能的连锁关系。这些候选基因包括维生素 D 受体基因、I 型胶原 a1 基因、雌激素受体基因、胰岛素样生长因子 1（IGF-1）基因、胰岛素样生长因子 1 结合蛋白基因等。

（二）性 别

女性骨密度峰值较男性低 10%~20%，是 I 型骨质疏松症发生的主要危险因素。女性在 45 岁后每增加 5 岁，股骨颈骨折发生率增加近 1 倍，但在男性和黑人女性中未发现此现象。女性除在绝经早期骨丢失更快外，在青春期累积的骨量也少于男性，皮质骨更细，骨直径更小，所以女性患病率明显高于男性，骨折发生率也比男性高 2~3 倍。

(三) 年　龄

通常人在 20~39 岁时骨量达峰值，此后开始下降。女性绝经后下降更快，至 70 岁时骨量峰值减少 30%。所以，女性绝经年龄越早骨质疏松症发生越早，而且程度越重。而男性因性激素水平是逐渐下降的，故骨丢失较缓慢，65 岁后才开始下降，到 70 岁才达到骨质疏松症的低骨量水平。

(四) 体型、体重

个头高、肥胖者骨量高于个头低、瘦弱者，且随着年龄的增长，其骨丢失的速度也较后者慢。所以身材瘦小者更容易发生骨质疏松症。

(五) 种　族

白人相比于黑种人和黄种人更容易发生骨质疏松症，而所有种族中女性骨质疏松症患病率均远高于男性。

(六) 家族史

骨质疏松阳性家族史者患病率明显增高，原发性骨质疏松症的发生和发展很大程度取决于遗传因素，与多种基因有关。遗传因素占 80%，后天因素仅占 20%~30%。

(七) 运动缺乏

适当的体力活动与体育运动能保持肌肉的张力和肌力，提高神经系统与运动系统的反应和协调能力。一方面使骨结构经常受到生理性肌肉收缩应力的作用，另一方面减少了跌倒和损伤的几率。国内外较多的研究均表明，运动对骨强度的影响远远超过骨代谢相关激素、钙及维生素 D 对骨强度的影响。

此外，缺乏日光照射也是影响骨量的重要因素之一。

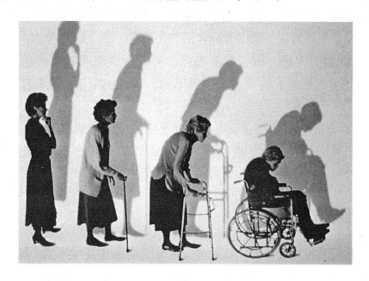

二、继发性骨质疏松症的危险因素

（一）药物性骨质疏松症

长期使用糖皮质激素、免疫抑制剂、肝素等抗凝剂或利尿剂均增加骨质疏松症的发病风险。最常见的是糖皮质激素所致的类固醇性骨质疏松症。

糖皮质激素在骨的正常代谢中起重要作用。过量的糖皮质激素可引起类固醇性骨质疏松症，超剂量的糖皮质激素可抑制骨的形成，促进骨的吸收。糖皮质激素所致的骨质疏松症的病理特点是骨形成被抑制，骨吸收增强，松质骨被破坏，骨的连接性丢失，极易发生骨折。据报道，使用糖皮质激素可使10%~40%患者发生骨量丢失，其骨量丢失程度取决于药量、时间、原发疾病，与初始剂量和用药时间成正比，发生骨折的危险性也随剂量的增加而增高。临床上较多使用的糖皮质激素有泼尼松、氢化可的松、地塞米松等。

（二）内分泌疾病

糖尿病、甲状腺功能亢进、原发性甲状旁腺功能亢进和库欣综合征是较常见的导致继发性骨质疏松症的内分泌疾病。

1. 糖尿病　糖尿病患者因存在矿盐的代谢紊乱，易发生骨量减少和骨折。这在 1 型糖尿病患者中较多见，而 2 型糖尿病患者中相对较少，可能与后者体型较胖、胰岛素水平正常或升高、发病年龄较晚有关。

2. 甲状腺功能亢进　甲状腺素增多，使成骨细胞和破骨细胞的活性均增加，破骨细胞更为明显，骨吸收超过骨形成，骨转换率增加，骨量丢失。在女性更常见。

3. 库欣综合征　库欣综合征可因促肾上腺皮质激素增多致骨吸收大于骨形成，导致继发性骨质疏松症。有文献报道，库欣综合征伴骨质疏松症的比例在 40%~76.9% 之间，其中脊柱骨折者占 16%~44.2%。

（三）骨与关节疾病

类风湿性关节炎可导致骨质疏松症，可分为局部和全身两类。局部性骨质疏松症是因关节疼痛、功能受限引起的退行性萎缩，及关节周围血运障碍而造成的。全身性骨质疏松症可能是破骨细胞活化因子使破骨细胞活性增加、免疫系统异常或体液因子对骨形成及骨吸收有影响所致。

（四）慢性肝肾疾病

在慢性肾病患者，可以出现低钙血症、继发性甲状旁腺功能亢进、活性维生素 D 产生减少等，因此导致肾性骨营养不良。而肝病中较多见的是慢性肝炎和酒精性肝硬化。慢性肝炎患者血 $25-(OH)D_3$ 水平降低，导致骨质疏松症，而酒精性肝硬化患者骨折发生率明显高于其他类型肝病。

（五）恶性肿瘤

恶性肿瘤的骨转移可引起骨代谢活动的增加，而且肿瘤细胞可以转移至骨骼，直接破坏骨组织，还可分泌甲状旁腺激素相关肽，加快骨溶解。

（六）退行性骨质疏松

长期太空失重状态生活的宇航员、长期卧床、制动的患者均可导致骨量丢失。

（七）不良嗜好

偏食、酗酒、吸烟、长期饮用咖啡因饮料均是骨质疏松症发病的危险因素。

（八）营养不良

蛋白质是骨基质胶原成分的基本来源，而我国饮食习惯和食谱中蛋白和含钙食物的摄入不足，是营养不良性骨质疏松症的主要原因之一。

第三节 骨质疏松症的危害

一、病理生理

1. 骨合成减少

不论男性激素、女性激素，都具有蛋白合成作用，正常情况下，性激素对骨合成与肾上腺皮质酮对骨的抗合成作用处于动态平衡。老年女性，性激素减少80%，但肾上腺皮质酮只减少10%，所以骨合成作用减少，分解增多，日久则产生骨质疏松。另外，雌激素多有拮抗甲状旁腺素的骨吸收作用，雌激素降低，骨组织对甲状旁腺素敏感，使更多的钙从骨组织中释放出来，加重了骨的吸收。

2. 钙代谢失调

正常人每日食入的钙有1/3被吸收，2/3从粪便中排出，如蛋白质供应正常，每日维持正常活动，一般不致缺钙。肾上腺皮质酮的增加除影响骨合成外，还影响肠中钙的吸收，使粪中钙排出增多，影响肾小管使钙吸收减少，排出增多，结果钙产生负平衡，如果食物钙含量减低，则钙负平衡更加严重。老年性骨质疏松多与钙、磷摄入减少有很大关系。

3. 废用性结果

因疾病而需长期固定患肢者，可引起骨质疏松，因患病需长期卧床亦可引起骨质疏松，一般认为肌肉活动减少，骨缺少肌肉刺激，结果骨母细胞活动减少引起骨质疏松。

二、危害

(一) 骨 折

骨折是骨质疏松症最严重的危害，据统计，骨质疏松症患者发生骨折的概率是20%左右，最常见的是椎体压缩性骨折、髋部骨折、桡骨远端骨折及少数肱骨近端骨折。而踝部、肋骨、髌骨等部位则较少。

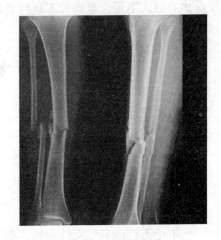

胫骨、腓骨的骨折

(二) 骨 痛

骨痛是骨质疏松症患者的主要临床表现，也是主要危害之一，约60%骨质疏松症患者存在不同程度骨痛。骨痛的部位最常见是腰背疼痛，约占67%，腰背痛伴四肢酸痛占9%，伴下肢麻木占4%。疼痛多呈胀痛、酸痛、持续性疼痛，有突发性加剧，骨痛常见于脊柱、髋、膝等部位。

(三) 驼 背

脊柱椎体结构的95%由松质骨组成，骨质疏松后因负重或体重本身的压力使椎体受压变扁，胸椎后凸畸形，驼背多发生在胸椎中下段。女性65岁时比自身最大身高短缩4厘米以上，75岁时身体缩短达9厘米以上。

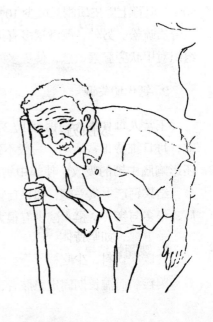

(四) 负重能力下降

多数骨质疏松症患者负重能力下降，甚至不能负担自己的体重。据调查表明，健康人负重能力达 76 公斤，而骨质疏松症患者仅 26 公斤。

(五) 活动受限

活动受限主要表现为不能翻身，侧转及仰卧位从床上坐起、久行久站后腰背部及下肢负重关节疼痛，导致站立和行走受限、关节活动范围受限。同时日常生活活动能力及职业活动能力也不同程度受限。

(六) 心理障碍

长期的骨痛和功能障碍，可导致患者出现沮丧、抑郁、恐惧、悲观、绝望等情绪，严重者出现自杀倾向。

第四节　骨质疏松症的预防与康复治疗

一、预　防

骨质疏松症给患者生活带来极大不便和痛苦，治疗收效很慢，一旦骨折又可危及生命，因此，要特别强调落实三级预防。

(一) 一级预防

应从儿童、青少年做起，如注意合理膳食营养，多食用含钙、磷高的食品，如鱼、虾、虾皮、海带、牛奶（250 毫升含钙 300 毫克）、乳制品、骨头汤、鸡蛋、豆类、杂粮、芝麻、瓜子、绿叶蔬菜等。尽量摆脱"危险因子"，坚持科学的生活方式，如坚持体育锻炼，多接受日光浴，不吸烟、不饮酒、少喝咖啡、浓茶及含碳酸饮料，少吃糖及食盐，动物蛋白也不宜过多，晚婚、少育，哺乳期不宜过长，尽可能保存体内钙质，丰富钙库，将骨峰值提高到最大值是预防生命后期骨质疏松症的最佳措施。加强骨质疏松的基础研究，对有遗传基因的高危人群，重点随访，早期防治。

（二）二级预防

人到中年，尤其妇女绝经后，骨丢失量加速进行。此时期应每年进行一次骨密度检查，对快速骨量减少的人群，应及早采取防治对策。近年来欧美各国多数学者主张在妇女绝经后 3 年内即开始长期雌激素替代治疗，同时坚持长期预防性补钙或用骨肽口服制剂进行预防治疗，以安全、有效地预防骨质疏松。日本则多主张用活性维生素 D（罗钙全）及钙预防骨质疏松症，注意积极治疗与骨质疏松症有关的疾病，如糖尿病、类风湿性关节炎、脂肪泻、慢性肾炎、甲状旁腺机能亢进、甲状腺机能亢进、骨转移癌、慢性肝炎、肝硬化等。

（三） 三级预防

对退行性骨质疏松症患者应积极进行抑制骨吸收（雌激素、降钙素、钙），促进骨形成（活性维生素 D），骨肽口服制剂（骨肽片）的药物治疗，还应加强防摔、防碰、防绊、防颠等措施。对中老年骨折患者应积极手术，实行坚强内固定，早期活动，体疗、理疗、营养、补钙、止痛、促进骨生长、遏制骨丢失，提高免疫功能及整体素质等综合治疗。

退行性骨质疏松症是骨骼发育、成长、衰老的基本规律，但受着激素调控［主要有 PTH（甲状旁腺素）破骨；雌激素、CT（降钙素）成骨；维生素 D_3 双向调节]、营养状态、物理因素（日照、体重）、免疫状况（全身体质、疾病）、遗传基因、生活方式（吸烟、饮酒、咖啡、饮食习惯、运动、精神情绪）、经济文化水平、医疗保障等八个方面的影响，若能及早加强自我保健意识，提高自我保健水平，积极进行科学干预，退行性骨质疏松症是可能延缓和预防的，这将对提高我国亿万中老年人的身心健康及生活质量具有重要而现实的社会和经济效益。

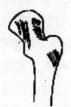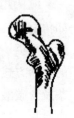

骨质的变化

二、康复治疗

对于单纯性骨质疏松症，康复治疗主要在于缓解和控制疼痛，防止因疼痛而运动减少引起的退行性萎缩；预防跌倒、继发性骨折、降低骨折发生率，改善日常生活活动能力和心理障碍。对于合并骨折患者，主要是消炎止痛、促进骨折愈合，防止因卧床引起的退行综合征，预防跌倒、再骨折，改善和恢复肢体功能，改善日常生活活动能力、职业活动能力和心理障碍，提高生活质量。

（一）运动治疗

1989年世界卫生组织明确提出运动疗法是防治骨质疏松症的三大原则之一。研究表明，运动疗法可促进性激素分泌、促进钙吸收、增加骨皮质血流量等促进骨形成，运动应力负荷在骨内产生微电位促进骨形成。运动还可通过提高肌力改善骨密度，通过提高肌耐力、关节活动度和平衡功能来改善患者日常生活活动能力、防止跌倒骨折。

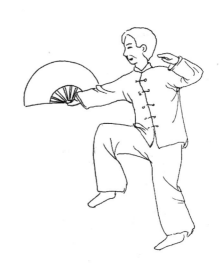

（二）物理治疗

物理治疗包括声、光、电、磁和蜡疗等。选择性地运用各种物理因子对骨质疏松症引起的慢性疼痛应作为首选方法。此外，物理治疗还能减少组织粘连、改善肢体运动功能、改善局部血液循环、促进骨折愈合、预防深静脉血栓形成、增加局部应力负荷、促进钙磷沉积、增强肌力、防止肌肉萎缩、促进神经功能修复、防止继发性骨质疏松症。

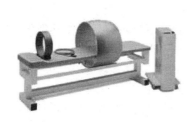

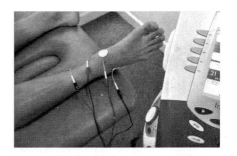

（三）作业治疗

作业治疗又称作业疗法，是恢复骨质疏松症患者身、心、社会功能，预防劳动能力丧失，预防骨质疏松骨折的一项重要的康复医疗手段。

（四）支具、矫形器

让骨质疏松症患者选择和佩戴支具、矫形器，通过固定保护作用可以缓解腰椎压缩性骨折、脊柱畸形、股骨颈骨折等引起的疼痛，并能矫正畸形、预防骨折的发生（再发生），配合治疗顺利进行。

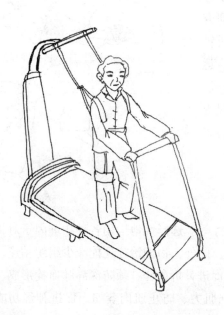 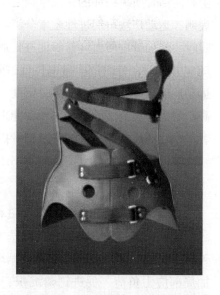

（五）康复宣教

康复宣教主要是进行防跌倒宣教与训练、戒除不良嗜好、坚持平衡饮食、多做户外活动和家庭自我运动训练等宣教。

第六章　营养不良

☞ ● 典型病例

患者，男性，62 岁。主因"不能进食 3 月伴明显消瘦"收入院。既往大量吸烟、饮酒史 30 余年，吸烟 1.5 包 / 日，饮酒 1 斤 / 日左右，平素不喜活动，对饮食质量要求不高，多年来每餐均是"凑合"。3 月来进食后呕吐，体重减轻 30 斤左右，不能下地活动，处于卧床状态。入院后查体神志清楚，精神萎靡，面色灰暗，皮肤弹性差。咽后壁感觉迟钝，双侧咀嚼肌无力，四肢活动度正常，力量稍差，双下肢痛温觉减退，余查体无明显异常。经过全面的辅助检查排除了恶性疾病，胸片显示肋骨多处陈旧性骨折，血浆白蛋白明显低于正常。诊断：重度营养不良（酒精性），重度骨质疏松，酒精性神经病变。

第一节　营养不良概述

营养不良通常是指机体因摄入不足、吸收不良或过度损耗营养素所造成的营养不足，同时也包含由于暴饮暴食或过度摄入特定的营养素而造成的营养过剩。如果不能长期摄取由适当数量、种类或质量的营养素所构成的健康饮食，机体将会出现营养不良。而营养不良所导致的一系列问题，将会引起机体生理病理变化，是构成各种慢性非传染性疾病的重要危险因素，甚至可导致老年人其他病情恶化，寿命缩短。

进入老年期后，老年人由于生理状况、精神心理的变化、慢性病情况等，人体各方面的生理机能都可发生比较明显的衰老退化，精神心理较孤独抑郁，饮食行为不科学而导致糖尿病、高血压、肥胖等各种慢性疾病，处于营养不良的风险状态，是营养不良的高发人群，尤其是患有慢性精神或躯体疾病时。据有关文献报道，我国 80% 以上的老年人存在不同程度的营养缺乏或营养过剩问题，是威胁老年人身体健康的重要危险因素之一。保持良好的营养状况，可以延缓衰老和预防各种慢性疾病的发生。所以，老年人营养不良应该受到广泛关注。

一、老年营养不良的定义

老年营养不良是指在老年人群中，由于机体需要与营养素摄入之间失去平衡及其代谢障碍而造成的机体营养失调。营养不良包括营养缺乏和营养过剩两方面。营养缺乏是由于营养代谢的负平衡，机体内缺少一种或一种以上的营养素，首先表现为体内组织营养素含量减少或浓度下降继而发生化学变化和功能改变，最后导致营养缺乏病。如地方性甲状腺肿大、坏血病、贫血、干眼病等都属于营养缺乏病，分别是由于碘、维生素 C、铁、维生素 A 等摄入不足造成的。营养过剩是机体摄取过多营养素，多余部分在体内堆积并引起的病理状态，如肥胖症、高脂蛋白血症、高甘油三酯血症等。

人类为维持生命必须从外界摄取食物，食物中的养分称为营养素，营养素是维持人类生命活动和健康的最根本的物质，其摄入的不均衡不但会影响人体的健康水平，而且会影响人体的活动能力。人体需要的营养素归纳起来分三大类，即由蛋白质、脂类、糖类组成的宏量营养素，由矿物质和维生素组成的微量营养素，以及由水、纤维素等组成的其他营养素。

二、老年营养不良的分类

营养不良一般可分为蛋白质营养不良、蛋白质-能量营养不良和混合性营养不良三种类型。一般老年人发生营养不良的比例较低，但在身体欠佳的老年人中，蛋白质-能量营养不良伴微量元素缺乏则是常见问题。

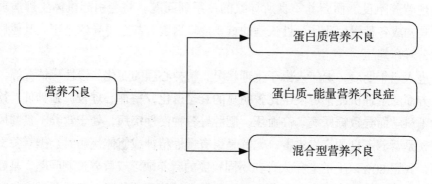

图 6-1　老年人营养不良的分类

1. 蛋白质营养不良

营养良好的老人在严重疾病时，因分解代谢明显与营养素摄入不足，以致血浆白蛋白、转铁蛋白降低，同时机体免疫功能下降，但是体重、三头肌皮褶厚度等人体测量值均正常，临床上易被忽视。

2. 蛋白质-能量营养不良症

由于蛋白质和（或）热量的供给不能满足机体维持正常生理功能的需要时而发生的营养不良，是住院老人中常见的类型。其特点是体重显著降低，肌酐（肌肉在人体内的代谢产物，每 20 克肌肉代谢可产生 1 毫克肌酐）及其他人体测量值亦较低，但血浆蛋白可维持正常范围。根据营养不良的原因可分为原发性和继发性，原发性营养不良是指由膳食中的营养素不足引起；继发性营养不良发生的原因较多，如老年人在患有心梗、糖尿病、胃肠癌等疾病后，会造成机体对营养素的摄取、消化、吸收和利用障碍。

3. 混合型营养不良

由于长期营养不良而表现有上述两种营养不良类型的特点。骨骼肌和内脏蛋白均有下降，内源脂肪与蛋白质储备耗空，多个器官功能受损，是一种非常严重、危及生命的营养不良。

三、老年营养不良的诊断标准

营养不良的发展具有阶段性，通常是在一段时间内逐渐发生改变。一般营养不良的诊断可依据病史、体格检查、实验室检查、膳食史和营养评估表来进行检查，结合医学、社会、饮食史等情况进行综合评价，包括身高、体重、体重指数（BMI）、膳食摄入量、血浆中营养素及营养素依赖性物质等检查结果来确定。

（一）病 史

近期内有无食欲、味觉功能下降，摄食品种，吞咽功能、胃肠功能不良，以及是否有体重降低等。

（二）体格检查

体格检查包括常规的体格检查和一些具有评价意义的特殊人体测量指标。

1. 常规体格检查

营养不良对身体各部位均有着不同程度的影响，因此，应进行内科、外科、口腔科等的一些常规体检项目。检查部位有全身、皮肤、头发、眼睛、口腔、指甲、骨骼、神经等体征，以判断能量、蛋白质、维生素、矿物质等营养素的营养状况。例如，应检查皮肤有无瘀点、瘀斑；头发是否掉发、脱色；检查骨和关节疼痛、骨质减少及骨的形状或大小改变等。

2. 人体测量指标

人体测量指标是诊断个体营养状况所必需的，可作为营养状况的综合观察指标。营养状况可以根据体重指数来进行评价，也可用其他的人体测量指标，如皮褶厚度、上臂围、小腿围等指标。

（1）体重：体重是检测营养状况的关键指标，可反映机体一定时期内营养状况的变化，体重下降是营养状况恶化的预兆。体重与标准体重也是一项反应机体营养状况的综合指标，通常是将实测体重与标准体重相比较，若实测体重为标准体重的±10%为正常范围；±10%~20%为超重或瘦弱；±20%为肥胖或极度瘦弱。

计算公式：标准体重（kg）= 身高（cm）− 105，或 ［身高（cm）− 100］× 0.9

（2）体重指数（BMI）：指体重（kg）/ 身高（m）^{2}，其中，BMI 值 18~20 为消瘦，小于 18 为营养低下（BMI 值小于 16 为重度消瘦；16~16.9 为中度消瘦；17~17.9 为轻度消瘦）；BMI 值大于 27 为肥胖，25~27 为超重，20~25 属正常。老年人随着体重下降，BMI 的标准范围相应上升，BMI 小于 22 即可提示营养不良。营养状况按体重指数（BMI）和理想体重分级详见表 6-1。

表 6-1 营养状况按体重指数（BMI）分类

营养状况	体重指数（%）	与理想体重比较（kg）
营养低下		
2 级	<16	<-30
1 级	16~17.9	-30~-21
消瘦	18~19.9	-20~-11
正常	20~25	-10~+10
超重	25.1~26.9	+11~+20
肥胖症		
1 级	27~29.9	+21~+32
2 级	30~40	+33~+77
3 级	>40	>77

引自：《老年病学》，董碧蓉主编，四川大学出版社，2009 年 2 月。

（3）皮褶厚度（TSF）：主要是指皮下脂肪厚度，是反应脂肪营养状况的重要指标。通常 50%的脂肪组织位于皮下，皮褶厚度由皮肤和皮下组织组成，可通过皮褶厚度计在身体各部位如肩胛下、胸廓下、髂部及腹部等部位进行测量。以肱三头肌为例，评价标准如表 6-2。

表 6-2 营养状况按肱三头肌皮褶厚度评价

评价　　皮褶厚度（mm）　性别	瘦	中等	肥胖
男性	<10	10~40	>40
女性	<20	20~50	>50

（三）实验室检查

实验室检查是指借助生理、生化实验手段，检查人体临床营养不足或营养过剩等状况。营养缺乏病患者血液中各种营养素的含量常有明显改变，因此，测定血液或尿中营养素含量、代谢物水平、酶活力以及生理功能检查，可以准确地判断人体的营养状况。关于人体营养状况评价时所用的生化指标如下。

（1）蛋白质营养状况检查：血浆总蛋白、血清总蛋白、血红蛋白、血清铁蛋白、尿素／肌酐比值等。

（2）脂肪营养状况检查：血脂、甘油三酯、胆固醇、α脂蛋白、β脂蛋白等。

（3）铁营养状况检查：血清铁、血液细胞比容、血清运铁蛋白饱和度、全血血红蛋白浓度等。

（4）钙、磷、维生素 D 营养状况检查：血清钙、血清无机磷、血清碱性磷酸酶。

（5）维生素 A 营养状况检查：血清视黄醇、血清胡萝卜素。

（6）维生素 B_1、维生素 B_2、维生素 C、烟酸、叶酸营养状况检查。

（四）膳食调查

膳食调查是了解在一定时期（一般指近 3 个月）内，通过膳食所摄取的能量和各种营养素，包括食物结构、食物种类、数量、烹调方法及饮食习惯等。可采用称量法、查账法或询问法，估计出每人每日各种食物的消耗量，然后查照食物成分表，计算出每人每日各种营养素和热能的摄入量，比照我国居民每人每日膳食中各种营养素和热能的供给标准。一般地说，如果各种营养素的摄入量长期低于正常需要量的 90%，则往往有发生营养不足的可能；如果长期低于正常需要量的 70%，则有发生营养缺乏病的可能。因此，膳食调查是营养不足或营养缺乏病诊断的重要依据之一。膳食调查通常采用以下方法。

（1）称量法：即对患者一日三餐中每餐各种食物的食用量进行称重，计算出每人每天各种营养素的平均摄入量，调查时间为 3~7 天。

（2）查账法：根据患者每天进餐账目，粗略计算每人每日各种食品的摄取量，再按照食物成分表计算这些食物所供给的能量和营养素数量。

（3）询问法：通过询问患者每天的膳食组成情况，回顾性地了解调查对象的膳食营养状况。

（五）营养评估表

营养评估表是从人体测量、整体性评估、饮食评估以及个人主观性评估四方面对其身体营养状况进行评价，参照表 6-3。其中，总得分≥24，表明营养状况良好；总得分在 17~23.5 之间表明机体存在营养不良的风险；总得分≤17 表明机体存在营养不良。

表 6-3 营养评估表

评估项目/得分	0	0.5	1	2	3
人体测量					
1. 体重指数	<19		19~21	21~23	≥23
2. 上臂围	<21	21~22	>22		
3. 小腿围	<31		≥31		
4. 过去三个月体重下降情况	>3公斤		不知道	1~3	没减轻
整体性评估					
5. 日常作息需依赖人	是		否		
6. 服用三种以上处方药	是		否		
7. 过去三个月患有急性病症	是			否	
8. 活动能力	只能坐、卧		可下床但不能多走	可以自由活动	
9. 神经精神疾患	严重失智		轻微失智	正常	
10. 厌食	有		没有		
饮食评估					
11. 每天吃几餐	1餐		2餐	3餐	
12. 每天至少一份奶制品 每天至少两份豆类或蛋 每天食用鱼类或肉类	只有1项	有两项	全部		
13. 每天食用两份以上蔬果	否		是		
14. 过去三个月出现食欲降低、消化、咀嚼、吞咽困难	严重		中度	没有	
15. 每天喝水量	<3杯	3~5杯	>5杯		
16. 进食能力	依赖协助		可自主但有困难	自行进食	
主观性评估					
17. 是否感觉自己营养不良	严重	不知道	中度	无不良	
18. 和同龄比自认健康状况	较差	不知道	相同	更好	
小计					
总得分					

引自：张静芬 / 台东基督教医院营养师。

四、老年营养不良的流行病学概况

据世界卫生组织估测，到 2015 年，全球约 1 / 6 的人口将会受到营养不良的威胁。86%以上的住院病人面临营养不良的风险，高达 67%的护理院、91%康复中心及 38%的社区老人都面临同样的问题。2001 年我国已经进入了老龄化社会，老年患者由于生理的状况、慢性疾病的情况，处于营养不良风险状态，是营养不良的高发人群，其发生率已上升到 29%~61%。且相关调查显示，严重的蛋白质-能量营养不良可见于 5%~12%的居家老人中、10%~38%的门诊患者中、26%~65%的住院患者中以及 5%~85%的养老机构中的老年人。

有关文献报道，我国 80%以上的老年人存在不同程度的营养缺乏或营养过剩问题。其中以矿物质和维生素不足或缺乏最为突出，尤其是维生素 A、维生素 B_2（核黄素）、钙和锌远不能满足老人的需要；其次为肥胖，在我国老年人口中，超重和肥胖的人群比例也快速上升，约占老年人总数的 30%~40%，且女性明显高于男性。这些营养问题是构成慢性非传染性疾病的重要危险因素，已成为影响老年人健康的主要因素之一。

第二节　营养不良的危险因素

一、与年龄相关的生理性因素

随着年龄的增长，老年人在生理机能各方面均会发生不同程度的衰老退化，可有如下多方面表现，机体基础代谢率逐渐降低；细胞的减少和衰老；体成分的改变；牙齿、胃肠功能的降低，再加上食欲、咀嚼、吞咽能力降低，均会导致食物消化和吸收障碍；肝脏、肾脏功能减退；骨组织矿物质减少；免疫功能下降；体重进行性减少等，进而导致各种疾病的发生，而这些疾病对于老年人营养状况的影响通常是负面的，都会不同程度直接或间接地影响机体对于营养物质的消化、吸收和利用，诱发老年人营养不良的发生。

二、精神、心理状态

老年人由于家庭原因大多数都是独居，子女不在身边，缺乏关心和照顾。另一方面，由于退休等原因，造成老年人社交活动越来越少，社会活动的参与也越来越少；由于社会角色的转变，有的老人会有一种被社会遗弃的感觉，觉得被社会边缘化，在社会上逐渐形成孤立的一群，因此难免有些失落感，影响食物的消化和吸收。此外，由于老年人对身体等因素的担心，也会产生恐惧感。精神、心理问题的负担也会导致老年人患上老年痴呆症等疾病，从而影响老年人的营养状况。

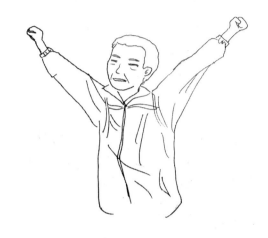

三、饮食行为习惯

老年人不良的生活习惯，易导致营养不良的发生。有研究显示，我国老年人群能量和三大营养素（蛋白质、脂肪、碳水化合物）的摄入量已达到推荐水平，但微量营养素摄入不足，尤其是维生素 A、核黄素（维生素 B_2）和钙、锌等微量元素远不能满足老人的需要。

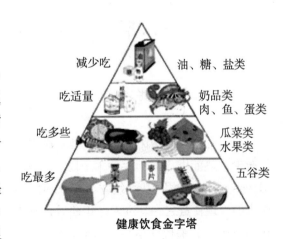

减少吃　　　油、糖、盐类
吃适量　　　奶品类
　　　　　　肉、鱼、蛋类
吃多些　　　瓜菜类
　　　　　　水果类
吃最多　　　五谷类

健康饮食金字塔

老年人由于身体活动的减少和各种疾病的困扰，医生建议老年人少食或不食某些食物，或者听信其他宣传，拒绝某类食物，如肉类等，这些都会导致老年人某些食物摄入受到限制，造成营养素摄入不当，长此以往，致使老年人机体缺乏某一营养素，从而影响健康。

四、长期服用多种药物

老年人通常伴有多种慢性病，所以会服用较多的药物，多种药物联合使用。在临床上，药物和营养素之间的相互作用受到普遍关注。药物的治疗作用或副作用可能会影响食欲及营养素吸收，最终使营养状况恶化；反之，机体的营养不良也会影响药物的吸收、转化、代谢等体内代谢过程。

五、其　他

各种外界环境因素均会对老年人产生不同程度地影响，如缺乏营养师的科学指导，老年人会随意减少或增加食物，不知如何以食物来补充他们所需要的营养素；对于那些残障、失能、生活不能自理的老年人，他们获取食物的便利性、家庭经济状况等，都会不同程度地影响老年人的健康。总之，应给予老人较完善的营养照顾，否则会增加他们营养不良的危险性。

第三节　营养不良的病理生理

一、代谢功能改变

与中青年人群相比，老年人基础代谢率明显降低。老年人代谢率变慢、代谢量减少，热能供应量随年龄而下降，从 20~90 岁，每增加 10 岁，基础代谢率下降 3%~5%。75 岁时基础代谢率较 30 岁时下降 15%~20%。代谢功能的降低是老年人的生理特点之一。进入老年期后合成代谢与分解代谢失去平衡，往往使合成代谢降低、分解代谢增高。基础代谢下降、能量消耗降低，蛋白质合成代谢降低，易引起老年人营养不良。

二、体成分改变

人体随着年龄增加，内分泌功能逐渐减退，体内代谢由合成代谢为主逐渐转为以分解代谢为主，以致机体代谢失去平衡，细胞功能下降，人体成分改变。体内脂肪组织随年龄增长而增加，而脂肪以外的组织则随年龄的增长而减少。老年人总细胞量下降，肌肉组织重量减少，出现脏器萎缩、肌肉萎缩；体内水分减少，主要为细胞内液减少，在应激情况下（腹泻、发热、大量出汗等）容易发生脱水、电解质平衡紊乱；骨组织矿物质减少，尤其是钙减少，因而出现骨密度降低，老年人由于骨中无机物增多，使骨的弹性下降，硬度增加，故骨质脆性变大，易发生骨折。

三、器官功能改变

1. 消化系统

老年人舌部乳头味蕾明显减少，味觉功能减退、食欲降低，出现牙周病、口腔软组织疾病等口腔及牙齿问题，影响营养物质的摄入；胃肠道消化液分泌减少，消化酶活力下降，胃扩张能力减弱，肠蠕动及排空速度减慢，导致肠道对营养成分的吸收能力降低，影响营养物质的消化吸收。

老年人因肝细胞数量减少、功能下降及酶活力降低致蛋白质合成下降、糖原贮存减少，造成脂肪酸、胆固醇、脂肪、脂蛋白及糖代谢异常，主要表现为胆固醇、甘油三酯及低密度脂蛋白降低，葡萄糖耐量降低。这些均使老年人容易发生低血糖、高血压、脑中风、冠心病、糖尿病、低蛋白血症等。

2. 呼吸系统

老年人发生衰老后可引起肺功能下降，肺总量和肺活量随年龄增长而逐年下降，相反肺残气量随年龄的增长而增加，出现肺膨胀加重，肺通气/血液比例失调，气体弥散功能减低。因此，老年人容易导致肺气肿和低氧血症，引起胃肠道充血、水肿，消化系统功能下降，影响营养物质的消化和吸收。

3. 心血管系统

老年人随着年龄增长，会表现出心排血量下降、静脉回流减少、心脏代偿能力降低，发生心肌重构和心功能改变。因此，老年人很容易因各种诱因引发充血性心力衰竭，加重胃肠道淤血及缺氧，消化系统功能障碍，间接地影响营养物质的消化吸收。

4. 内分泌功能改变

老年人会出现脑垂体功能降低和甲状腺萎缩，胰腺、性腺的功能降低，生长激素、T_3（甲状腺激素）水平下降。老年人胰岛素受体敏感性下降易导致胰岛素抵抗，表现为高血糖、高血压、冠心病、肥胖症等。

5. 泌尿系统

衰老可引起肾脏形态的变化，出现肾单位的萎缩，肾功能下降，肾小球滤过率下降，机体对于排泄水分、电解质平衡的维持反应减慢，易发生老年人的失水、脱水状态和水中毒。

6. 免疫力下降

老年人胸腺重量变小，T 淋巴细胞数目减少，血中 IgG 下降，细胞免疫和体液免疫功能均降低，使老年人对内外有害因素的抵抗力下降，衰老过程加快。

第四节　营养不良的危害及评估

一、营养不良对机体的危害

营养不良对器官结构与功能的影响极大，涉及大脑、心血管、肾、呼吸、消化道、体温调节和免疫功能等。例如：膳食结构不合理，脂肪、饱和脂肪、胆固醇摄入过量，常导致血脂升高、体重指数增加，会增加患心脑血管疾病的危险；缺乏某些特殊物质（如维生素 B_6）可引起心力衰竭，微量元素、电解质异常均可致心律不齐；蛋白质消耗大于 20%，可影响呼吸肌的结构和功能，出现膈肌萎缩、最大通气量与呼吸肌肌力下降；维生素（维生素 B_6、维生素 B_{12}）缺乏以及钙、磷、镁等微量元素摄入不足，损害脑功能；负钙平衡可引起老年人骨质疏松和骨折；糖原不足或消耗过多常致低血糖症；蛋白质低易增加脑卒中的发病率和胃癌的危险性；高能量、高脂肪、高盐摄入、超重及肥胖是高血压的危险因素等。

轻度营养不良可使皮下脂肪减少、肌肉轻度萎缩，机体其他组织、器官的病理改变尚不明显。重度营养不良则常有肠壁变薄、黏膜皱襞消失，心肌纤维混浊肿胀，肝脏脂肪浸润，淋巴和胸腺显著萎缩，各脏器均见缩小，从而产生一系列病理变化。而长期性营养状况不良会导致一些并发症的发生，也会使其他病情更加恶化。常见的营养缺乏病主要有蛋白质热能营养不良、缺铁性贫血、单纯性甲状腺肿、钙缺乏症、锌缺乏症、干眼病、佝偻病、脚气病、维生素 B 缺乏症、巨幼细胞性贫血等，其中蛋白质热能营养不良、缺铁性贫血、单纯性甲状腺肿和干眼病，被称为世界四大营养缺乏病。营养不良是引起老年人身体衰老和发病的重要危险因素，所以老年人的营养问题应该引起重视。

表 6-4 营养不良等级划分及其表现

营养不良等级划分	临床表现
轻度营养不良	可使皮下脂肪减少、肌肉轻度萎缩，机体其他组织、器官的病理改变尚不明显
重度营养不良	常有肠壁变薄、黏膜皱襞消失，心肌纤维混浊肿胀，肝脏脂肪浸润，淋巴和胸腺显著萎缩，各脏器均见缩小，从而产生一系列病理变化
长期性营养不良	会导致一些并发症的发生，也会使其他病情更加恶化

二、营养不良的评估

蛋白质-能量营养不良是老年人常见问题，在美国，15%的老年人营养不良，住院或养老机构的老年人该比例则高达 50%，营养不良容易增加死亡率，延长住院时间，导致再次入院，引起褥疮等。营养不良的原因包括疾病、贫穷、社会孤独、抑郁症、痴呆、疼痛、牙齿问题、味觉改变及多种药物使用等。

目前，并无单独的实验室检查可作为评估营养不良的诊断依据，需要结合临床表现（如体重减轻）及生化检查（如低白蛋白、低胆固醇、贫血及淋巴细胞计数降低）共同判断。评估老年人营养不良最明显的指标是体重减轻或出现食欲不振。当体重 1 个月内减轻 5%或 6 个月内减轻 10%，则为有意义的体重减轻。体重、食欲改变等结果是评估老年人营养状况实用、有效的方法。BMI（体重指数）即体重/身高 ^{2}，BMI 大于 27 为肥胖，25~27 为超重，20~25 属正常，18~20 为消瘦，小于 18 为营养低下。老年人体重下降，BMI 的标准范围相应上升，BMI 值小于 22 即可提示营养不良。

表 6-5 体重评估级别

级别	肥胖	超重	正常	消瘦	营养不良
BMI	>27	25~27	20~25	18~20	<18

20 世纪 90 年代初，Vellas 等创立和发展了微型营养评定（mini nutritional assessment，MNA）。它是用于老年患者（包括社区患者）的营养评定，是以量表形式筛查、评估存在营养不良风险或已患营养不良人群的一种筛查工具。MNA 具体内容为①人体测量：包括身高、体重等；②整体评定：包括生活类型、医疗及疾病情况等；③膳食问卷：包括饮食、食物数量、餐次、营养素摄入量、有无摄食障碍等；④主观评定：包括对健康及营养状况的自我检测等。根据以上评分标准累计相加，分值大于 24 为良好；17~23.9 为有营养不良风险；小于 17 为营养不良。该量表的敏感度为 96%，特异度为 98%，缺点为相对复杂。在 MNA 基础上改良的 MNA-SF 避免了这一缺点，敏感性和特异性与 MNA 相当，已被英、美等国家作为老年个体营养状况筛查工具。

第五节 营养不良的预防与康复治疗

一、预 防

1. 定期体检以便及时发现

老年人应定期地通过体检来了解自己的身体状况，预防各种疾病的发生。尤其是对体弱多病的老年人来说，更应该如此。一般情况下，老年人体检中最重要的是心脑血管检查、血糖血脂、骨密度、胃肠镜等一些检查，通过体检报告，可以及时发现身体中存在的潜在危险因素。

2. 调整饮食结构

（1）食物摄入宜杂：除母乳外，还没有一种食物能包含人体所需要的各种营养素，因此，每天都要吃谷类、肉类、蛋类、奶类、豆类、蔬果、菌藻、干果、油类等多种食物，还要注意荤素搭配，粗细搭配，色泽搭配，口味搭配，干稀搭配。

（2）提高膳食质量：质量高不意味着价格高，如物美价廉的豆腐及豆制品就是优质的蛋白食品，老年人应当经常食用。还要注意多吃鱼，少吃肉。质量高的脂肪就是要多选用含多不饱和脂肪酸和单不饱和脂肪酸的食物，如橄榄油、茶油、花生油等，尽量不吃富含饱和脂肪酸的动物油，因为，在我们吃肉的同时已经摄入了足够的饱和脂肪酸。糖的主要来源应当是主食和蔬果，要减少白糖、红糖等精制糖的食用。

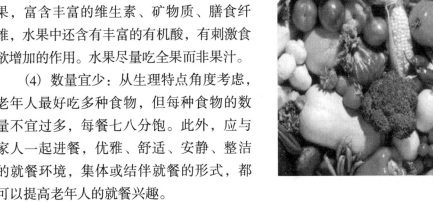

（3）多食蔬菜和水果：新鲜、有色的蔬果，富含丰富的维生素、矿物质、膳食纤维，水果中还含有丰富的有机酸，有刺激食欲增加的作用。水果尽量吃全果而非果汁。

（4）数量宜少：从生理特点角度考虑，老年人最好吃多种食物，但每种食物的数量不宜过多，每餐七八分饱。此外，应与家人一起进餐，优雅、舒适、安静、整洁的就餐环境，集体或结伴就餐的形式，都可以提高老年人的就餐兴趣。

（5）口味宜淡：是指菜品要清淡，不要过于油腻，口味忌重，而不是只吃素食不吃荤。由于老年人味觉的减退，使得许多老年人更喜欢吃味重的食品。食盐过多是引起高血压的原因之一。因此，老年人要尽量减少盐腌食品的食用，如腌肉、腊肉、咸菜等，建议每日食盐量不超过 6 克。

3. 老年人摄食注意事项

（1）食物质地易软。由于老年人消化系统的功能有所下降，影响了食物的消化吸收，所以，老年人的饭菜质地以软烂为好，尽量避免选纤维较粗、不宜咀嚼的食品。

（2）摄食温度宜热。在消化道内，食物的最佳消化吸收过程是在接近体温的温度下进行的。老年人由于胃肠功能下降，耐寒能力较差，一旦食用生、冷、硬的食品，就会影响到食物的消化、吸收，甚至引起肠道疾病。

（3）进食速度宜缓。快速进食不利健康，尤其是吃鱼时，更应放慢速度，以免发生意外。

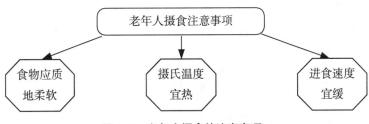

图 6-2　老年人摄食的注意事项

4. 注意食物的营养成分及其量

在选择食物的时候，应注意各类食物的营养成分，选择性的进行选取（食物成分表详见表 6-3）。建议老年人一日的食物组成为：谷类 150~250 克，鱼虾类及瘦肉 100 克，豆类及其制品 50 克，新鲜绿色蔬菜 300 克左右，新鲜水果 250 克左右，牛奶 250 克，烹调用油<30 克，食盐<6 克，食糖<25 克，少饮或不饮酒，供给足够的水分。

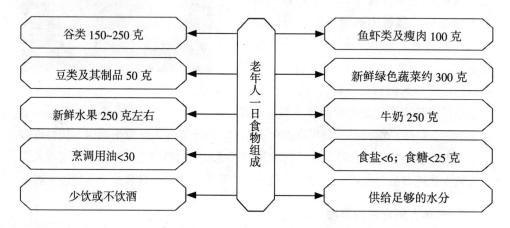

谷类 150~250 克		鱼虾类及瘦肉 100 克
豆类及其制品 50 克	老年人一日食物组成	新鲜绿色蔬菜约 300 克
新鲜水果 250 克左右		牛奶 250 克
烹调用油<30		食盐<6；食糖<25 克
少饮或不饮酒		供给足够的水分

图 6-3 老年人一日食物组成示意图

5. 注意烹调方法

老年人喜欢吃软、烂、容易咀嚼的食物，但为了达到软烂的目的，烹调时间加长，某些营养素损失较大，进一步影响了老年人的营养摄入。其次，老年人舌头表面味蕾减少，味觉减退，导致食欲下降。所以，老年人更喜欢吃味重的食品。最后，老年人胃扩张能力减弱，胃酸缺乏，消化酶的活性下降，都会使食物水解不完全，影响食物的消化与营养物质的吸收。因此，在选择食物的种类、烹调方法时应加以重视。尽量食用新鲜蔬菜，少吃腌制蔬菜，蔬菜应先洗后切，急火快炒、开汤下菜、炒好即食。多采用蒸、熬、炖、煮、烩、焖、溜等烹调方法，避免炸、爆炒等烹调方法。

6. 营养需要及膳食营养素参考摄入量

老年人营养供给不足，能量不够，会使老年人消瘦、体弱、加快衰老进程。反之，摄入食物过多，致使体内脂肪堆积，含氮物质增多，反而加重心血管、消化、泌尿系统负担，还会引发一些疾病，诸如肥胖、高血压、冠心病、糖尿病、胆囊疾患、动脉硬化等。因此，应当重视老年人营养结构的合理性和科学性。

（1）能量：老年人基础代谢率降低、活动量减少，所需的热量供应也相应减少。60~69 岁的老年人，总能量供给应减少 15%，70~79 岁的老年人应减少 25%，80 岁以上应减少 33% 左右。老年人机体能量的需求为：每人每天每公斤体重需 25~30 千卡。其中，蛋白质占总能量的 15%，脂肪占总能量的 20%~30%，碳水化合物占总能量的 55%~65%。

（2）蛋白质：一般认为，老年人在衰老过程中，白蛋白的合成率、转换率均降低，机体需要有足够的蛋白质来补充体内的消耗。所以蛋白质的摄入量应高于成年人，每公斤体重每天蛋白质的摄入量应达到 1.16 克。但由于老年人消化吸收率差，所以应增加优质蛋白供应，如奶类、豆类、鱼、虾、瘦肉等，优质蛋白应占总蛋白质量的 40% 以上。其中，大豆中含有异黄酮和植物雌激素，可防治老年心血管疾病、妇女更年期综合征和骨质疏松。因此，老年人应多食豆类及其制品，并且可以与适量鱼、肉类搭配烹调。

（3）碳水化合物：糖类是能量的主要来源，易于消化吸收，但不宜过多。碳水化合物摄入以淀粉为佳，淀粉能促进肠道中胆酸及胆固醇的排泄，可降低老年人动脉粥样硬化、心血管疾病和糖尿病的发生率。应选择复合碳水化合物的淀粉类为主食，且多选择粗杂粮，不宜多食用蔗糖等简单的糖类，而果糖易被吸收利用，宜多吃水果、蔬菜等富含膳食纤维的食物，增强肠蠕动，防止便秘。

（4）脂肪：膳食中有一定量的脂肪可延迟胃的排空，增加饱腹感，也有助于脂溶性维生素的吸收，有利于老年人健康。但脂肪的供给量应以满足生理需要为限，不能摄入过多，老年人脂肪可占总热量的 20%~30%。植物油中，尤其是人们常用的菜籽油、玉米油、大豆油都含有多不饱和脂肪酸，也各有长处，混合食用会比单独食用一类好处大。鱼类、尤以海洋鱼类含有多种脂类，合理加工后，鱼类也适用于老年人的脂肪需要，同时也提供优良的蛋白质。

（5）维生素：维生素在老年人的膳食中占极其重要的地位，如维生素 C 可发挥抗氧化机能，增强老年机体对外界环境的应激能力，增强老年机体免疫力，提高老年人对疾病的抵抗能力；防止老年血管硬化；维生素 D 具有促进老年人钙质吸收、防止或延缓老年骨质疏松症发生的作用。缺乏叶酸可损伤血管内皮细胞，促进血小板黏附和聚集，产生动脉粥样硬化。为延缓衰老和预防慢性退行性疾病，老年人应重视摄入足够的维生素。

（6）钙、铁等矿物质：钙、铁、钾、镁等都是人体必需的微量元素。充足的钙可防止骨质疏松；铁可防止老年人贫血等；钾可维持机体细胞内渗透压、维持神经肌肉的应激性、维持心肌正常功能、维持细胞内外酸碱平衡和离子平衡、降低血压等作用。老年人应以食物钙为主，牛奶及奶制品是最好的来源，其次为大豆及豆制品、深绿色叶菜、海带、虾皮等。多食用富含维生素 C 的蔬菜、水果、以利于铁的吸收。

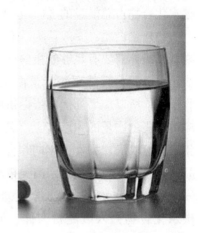

（7）水：老年人体内总液体量比成年人少。随着年龄的增长，细胞内液减少，细胞在逐渐缩小，且各器官组织的弹性较差，甚至发生萎缩，造成细胞内液的减少。因此，老年人每天应注意饮适量的水，一般认为饮食量应为每天2000毫升左右为宜，不宜过多，饮水过多会加重心脏和肾脏的负担。此外，老年人不应在感到口渴时才饮水，而应该带有节奏性地主动饮水，其中可包括不太浓的茶。

7. 多做户外运动维持健康体质

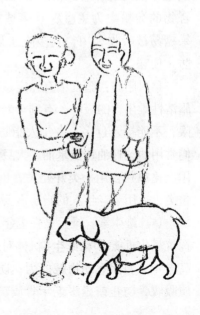

老年人基础代谢下降，从老年前期开始就容易发生超重或肥胖，而超重或肥胖的老年人患高血压、心脑血管病、高脂血症、糖尿病、骨质疏松等疾病的几率较体重正常或偏瘦老年人高 10 倍以上。故老年人要积极参加适宜的体力活动或运动，做一些适合自己的运动锻炼，如太极拳、走路等。当老年人体重低于标准体重的 85%或更低时，机体抗感染力、对环境的适应力会下降，应引起注意。

二、康复治疗

针对患有营养不良或存在营养风险的老年人，我们应考虑诸多方面的因素，结合老年人代谢特点、器官功能、疾病状况等，对其制定与之相对应的营养治疗支持计划。每一位患者所需要的治疗措施可能有所不同，但以下建议均有助于改善和恢复良好的营养状况。

1. 限制膳食能量，提高膳食质量

老年人适宜的热量为每公斤体重达到 35 千卡即可，不宜过高。此外，注意蛋白质的摄入量，尤其是增加优质蛋白质的摄入量，应达到总蛋白的 1 / 3 以上，多摄入牛奶、鸡蛋及豆制品等。

2. 限制脂肪摄入量

世界卫生组织建议，老年人脂肪摄入应小于 30%，胆固醇摄入应小于 300 毫克。

3. 增加微量营养素的摄入

老年人应增加钙、微量元素及维生素，尤其是具有抗氧化作用的微量营养素，维生素 A、E、C 及锌、硒等的摄入。

4. 保持适宜体重

平日要经常参加体育运动，可使能量摄入减少、消耗增加，维持适应体重。

5. 降低食盐摄入，清淡饮食

清淡饮食的特点是不油腻、不太咸、不过甜、无刺激性调味品，食物口感清爽、易消化。

6. 补充适量的营养补剂

矿物质元素和维生素的缺乏首先应通过饮食调理，如维生素 A 和铁缺乏，可注意适当多吃动物肝、血；增加奶类、豆类的摄入，并适量运动、日光照射，可减缓骨钙丢失。重度营养不良的老年人，可适当补充一定的生长激素。

附：

主要食物营养成分表（每百克食物所含的成分）

类别	食物名称	蛋白质（克）	脂肪（克）	碳水化合物（克）	热量（千卡）	无机盐类（克）	钙（毫克）	磷（毫克）	铁（毫克）
谷类	大米	7.5	0.5	79	351	0.4	10	100	1.0
	小米	9.7	1.7	77	362	1.4	21	240	4.7
	高粱米	8.2	2.2	78	385	0.4	17	230	5.0
	大麦仁	10.5	2.2	66	326	2.6	43	400	4.1
	面粉	12.0	0.8	70	339	1.5	22	180	7.6
干豆类	黄豆（大豆）	39.2	17.4	25	413	5.0	320	570	5.9
	青豆	37.3	18.3	30	434	5.0	240	530	5.4
	黑豆	49.8	12.1	19	384	4.0	250	450	10.5
	赤小豆	20.7	0.5	58	318	3.3	67	305	5.2
	绿豆	22.1	0.8	59	332	3.3	34	222	9.7
	花豇豆	22.6	2.1	58	341	2.5	100	456	7.9
	豌豆	24.0	1.0	58	339	2.9	57	225	0.8
	蚕豆	28.2	0.8	49	318	2.7	71	340	7.0
鲜豆类	青扁豆荚（鹊豆）	3.0	0.2	6	38	0.7	132	77	0.9
	白扁豆荚（刀子豆）	3.2	0.3	5	36	0.8	81	68	3.4
	四季豆（芸豆）	1.9	0.8	4	31	0.7	66	49	1.6
	豌豆（准豆、小寒豆）	7.2	0.3	12	80	0.9	13	90	0.8
	蚕豆（胡豆、佛豆）	9.0	0.7	11	86	1.2	15	217	1.7
	菜豆角	2.4	0.2	4	27	0.6	53	63	1.0
豆类制品	黄豆芽	11.5	2.0	7	92	1.4	68	102	6.4
	豆腐浆	1.6	0.7	1	17	0.2	–	–	–
	北豆腐	9.2	1.2	6	72	0.9	110	110	3.6
	豆腐乳	14.6	5.7	5	30	7.8	167	200	12.0
	绿豆芽	3.2	0.1	4	30	0.4	23	51	0.9
	豆腐渣	2.6	0.3	7	41	0.7	16	44	4.0
根茎类	小葱（火葱、麦葱）	1.4	0.3	5	28	0.8	63	28	1.0
	大葱（青葱）	1.0	0.3	6	31	0.3	12	46	0.6
	葱头（大蒜）	4.4	0.2	23	111	1.3	5	44	0.4
	芋头（土芝）	2.2	0.1	16	74	0.8	19	51	0.6

（续表）

类别	食物名称	蛋白质（克）	脂肪（克）	碳水化合物（克）	热量（千卡）	无机盐类（克）	钙（毫克）	磷（毫克）	铁（毫克）
	红萝卜	2.0	0.4	5	32	1.4	19	23	1.9
	荸荠（乌芋）	1.5	0.1	21	91	1.5	5	68	0.5
	甘薯（红薯）	2.3	0.2	29	127	0.9	18	20	0.4
	藕	1.0	0.1	6	29	0.7	19	51	0.5
	白萝卜	0.6	–	6	26	0.8	49	34	0.5
	马铃薯（土豆、洋芋）	1.9	0.7	28	126	1.2	11	59	0.9
叶菜类	黄花菜（鲜金针菜）	2.9	0.5	12	64	1.2	73	69	1.4
	黄花（金针菜）	14.1	0.4	60	300	7.0	463	173	16.5
	菠菜	2.0	0.2	2	18	2.0	70	34	2.5
	韭菜	2.4	0.5	4	30	0.9	56	45	1.3
	苋菜	2.5	0.4	5	34	2.3	200	46	4.8
	油菜（胡菜）	2.0	0.1	4	25	1.4	140	52	3.4
	大白菜	1.4	0.3	3	19	0.7	33	42	0.4
	小白菜	1.1	0.1	2	13	0.8	86	27	1.2
	洋白菜（椰菜）	1.3	0.3	4	24	0.8	100	56	1.9
	香菜（芫荽）	2.0	0.3	7	39	1.5	170	49	5.6
	芹菜茎	2.2	0.3	2	20	1.0	160	61	8.5
菌类	蘑菇（鲜）	2.9	0.2	3	25	0.6	8	66	1.3
	口蘑（干）	35.6	1.4	23	247	16.2	100	162	32.0
	香菌（香菇）	13.0	1.8	54	384	4.8	124	415	25.3
	木耳（黑）	10.6	0.2	65	304	5.8	357	201	185.0
海菜类	海带（干）	8.2	0.1	57	262	12.9	2250	–	150.0
	紫菜	24.5	0.9	31	230	30.3	330	440	32.0
茄瓜果类	南瓜	0.8	–	3	15	0.5	27	22	0.2
	西葫芦	0.6	–	2	10	0.6	17	47	0.2
	瓠子（龙蛋瓜）	0.6	0.1	3	15	0.4	12	17	0.3
	丝瓜（布瓜）	1.5	0.1	5	27	0.5	28	45	0.8
	茄子	2.3	0.1	3	22	0.5	22	31	0.4
	冬瓜	0.4	–	2	10	0.3	19	12	0.3
	西瓜	1.2	–	4	21	0.2	6	10	0.2
	甜瓜	0.3	0.1	4	18	0.4	27	12	0.4

（续表）

类别	食物名称	蛋白质（克）	脂肪（克）	碳水化合物(克)	热量（千卡）	无机盐类(克)	钙（毫克）	磷（毫克）	铁（毫克）
水果类	菜瓜（地黄瓜）	0.9	–	2	12	0.3	24	11	0.2
	黄瓜	0.8	0.2	2	13	0.5	25	37	0.4
	西红柿（番茄）	0.6	0.3	2	13	0.4	8	32	0.4
	柿	0.7	0.1	11	48	2.9	10	19	0.2
	枣	1.2	0.2	24	103	0.4	41	23	0.5
	苹果	0.2	0.6	15	60	0.2	11	9	0.3
	香蕉	1.2	0.6	20	90	0.7	10	35	0.8
	梨	0.1	0.1	12	49	0.3	5	6	0.2
	杏	0.9	–	10	44	0.6	26	24	0.8
	李	0.5	0.2	9	40	–	17	20	0.5
	桃	0.8	0.1	7	32	0.5	8	20	1.0
	樱桃	1.2	0.3	8	40	0.6	6	31	5.9
	葡萄	0.2	–	10	41	0.2	4	15	0.6
干果及硬果类	花生仁（炒熟）	26.5	44.8	20	589	3.1	71	399	2.0
	栗子（生及熟）	4.8	1.5	44	209	1.1	15	91	1.7
	杏仁（炒熟）	25.7	51	9	597	2.5	141	202	3.9
	菱角（生）	3.6	0.5	24	115	1.7	9	49	0.7
	红枣（干）	3.3	0.5	73	309	1.4	61	55	1.6
走兽类	牛肉	20.1	10.2	–	172	1.1	7	170	0.9
	牛肝	18.9	2.6	9	135	0.9	13	400	9
	羊肉	11.1	28.8	0.5	306	0.9	11	129	2
	羊肝	18.5	7.2	4	155	1.4	9	414	6.6
	猪肉	16.9	29.2	1.1	335	0.9	11	170	0.4
	猪肝	20.1	4.0	2.9	128	1.8	11	270	25
乳类	牛奶（鲜）	3.1	3.5	4.6	62	0.7	120	90	0.1
	牛奶粉	25.6	26.7	35.6	48.5	–	900	–	0.8
	羊奶（鲜）	3.8	4.1	4.6	71	0.9	140	–	0.7
飞禽	鸡肉	23.3	1.2	–	104	1.1	11	190	1.5
	鸭肉	16.5	7.5	0.1	134	0.9	11	145	4.1
蛋类	鸡蛋（全）	14.8	11.6	–	164	1.1	55	210	2.7
	鸭蛋（全）	13	14.7	0.5	186	1.8	71	210	3.2
	咸鸭蛋（全）	11.3	13.2	3.3	178	6	102	214	3.6

（续表）

类别	食物名称	蛋白质（克）	脂肪（克）	碳水化合物（克）	热量（千卡）	无机盐类（克）	钙（毫克）	磷（毫克）	铁（毫克）
爬虫	田鸡（青蛙）	11.9	0.3	0.2	51	0.6	22	159	1.3
	甲鱼	16.5	1	1.5	81	0.9	107	135	1.4
甲壳类	河螃蟹	1.4	5.9	7.4	139	1.8	129	145	13.0
	明虾	20.6	0.7	0.2	90	1.5	35	150	0.1
	青虾	16.4	1.3	0.1	78	1.2	99	205	0.3
	虾米（河产及海产）	46.8	2	–	205	25.2	882	–	–
蛤类	田螺	10.7	1.2	3.8	69	3.3	357	191	19.8
	蛤蜊	10.8	1.6	4.8	77	3	37	82	14.2
鱼类	鲫鱼	13	1.1	0.1	62	0.8	54	20.3	2.5
	鲤鱼	18.1	1.6	0.2	88	1.1	28	17.6	1.3
	鳝鱼	17.9	0.5	–	76	0.6	27	4.6	4.6
	带鱼	15.9	3.4	1.5	100	1.1	48	53	2.3
	黄花鱼（石首鱼）	17.2	0.7	0.3	76	0.9	31	204	1.8
油脂及其他	猪油（炼）	–	99	–	891	–	–	–	–
	芝麻油	–	100	–	900	–	–	–	–
	花生油	–	100	–	900	–	–	–	–
	芝麻酱	20.0	52.9	15	616	5.2	870	530	58
	豆油	–	100	–	900	–	–	–	–

第七章 肌容积减少症

☞ ● 典型病例

患者，男性，78 岁。主因"跌倒后左股骨粗隆间骨折 2 月"收入院。既往高血压病、糖尿病史多年，规律服用降压药和降糖药，平素血压、血糖控制良好。近两年来，患者逐渐不喜活动，每日活动仅限于家中日常家务，很少出门，自觉下肢力量逐渐减弱，2 月前不慎跌倒后导致左股骨粗隆间骨折，未行手术治疗，采取保守治疗，卧床制动。入院后查体：神志清楚，反应稍迟钝，问答正确。四肢肌肉松弛，左下肢不能自主活动，髋、膝、踝关节活动受限，左大腿和小腿围均较右侧小 3 厘米和 2 厘米。诊断：跌倒，左股骨粗隆间骨折。

分析病情：患者随着年龄的增加外出活动明显减少，常感无力，本次变故后没有进行早期有效的康复治疗，患肢由于制动迅速萎缩，骨骼肌容积明显减少，伴关节挛缩，自主活动受限。

第一节 肌容积减少症概述

一、定 义

肌容积减少症，又称肌肉衰减征，是与年龄相关的肌肉质量的减少，并对机体的力量、代谢率、功能等产生负性的影响，最终导致生活质量的下降。肌容积减少在老年人群中发生率较高，与老年人跌倒、骨折乃至残疾密切相关。

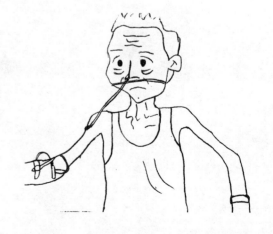

Sarcopenia 这一术语源于希腊语"sarx"（肌肉）和"penia"（匮乏），是一个既古老又陌生的医学问题，现代医学之父希波克拉底早在 2000 多年前就清楚地描述：人体肌肉被消耗成水，肩、颈、胸和大腿的肌肉逐渐萎缩消失，这种疾病是致命的。正因为肌容积减少在老年人中非常常见，以至于人们把它当作是一种自然生理现象，而长期忽视了它的危害和研究。虽然从上世纪 90 年代初开始"sarcopenia"这个术语就广泛在医学文献中使用，但直到 1998 年美国 Tufts 大学 Rosenberg 教授首次提出"肌肉衰减征"的概念，医学界才逐渐引起重视。2010 年欧洲提出了老年肌衰征的定义、诊断与鉴别诊断的专家共识。由于肌容积减少可严重影响老年人的体力和生活质量、增加残疾和生活自理能力降低，因而成为目前老年医学的国际研究热点之一。

二、诊断标准

老年性肌容积减少可以用两个指标来诊断：一是骨骼肌重量小于各性别年轻人群平均数的 2 个标准差；二是 4 米长的步行测试，步速低于每秒 0.8 米，即可诊断为老年性肌容积减少。

三、流行病学数据

据流行病学调查，50 岁以后，骨骼肌量平均每年减少 1%~2%；60 岁以上慢性肌肉丢失估计 30%；80 岁以上约丢失 50%（图 7-1）。青壮年时男性的四肢骨骼肌比女性发达，但是随着年龄的增长，男性骨骼肌衰减的速率比女性快。肌肉减少 30% 将影响肌肉的正常功能。国外研究证实，在 70 岁以下的老年人群中，有 6%~24% 患有肌容积减少症，而 80 岁以上的老年人中，此类患者超过 50%。老年人在肌容积减少的同时常伴随内脏脂肪蓄积，即所谓"肌肉衰减性肥胖"，据韩国最近一项报道，老年人患"肌肉衰减性肥胖"者，男性高达 35.1%、女性高达 48.1%，而且患"代谢综合征"的比例高于单纯肥胖及单纯"肌容积减少症"的患者。肌容积减少促使骨质疏松、骨关节炎等疾病发展，是造成老年人残疾和行动障碍的重要因素之一。美国每年由于肌容积减少引起的各种疾病造成的经济损失超过 180 亿美元。

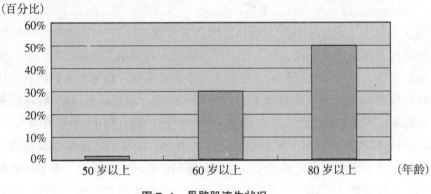

（百分比）

图 7-1　骨骼肌流失状况

第二节　肌容积减少症的病因

老年人肌容积减少的病理生理很复杂，有许多内在和外在的因素。

一、内　因

最重要的影响是老年人体内合成代谢的激素减少（睾酮、雌激素、生长激素、胰岛素样生长因子-1），使肌肉蛋白的合成减少；肌纤维凋亡活性增强，促炎症因子增加〔特别是 TNF-α（肿瘤坏死因子-α），IL-6（白介素-6）〕，自由基积聚引起的氧化应激，肌细胞线粒体功能的改变和 α-运动神经元数目的减少，均造成肌细胞蛋白分解增加，最终导致分解代谢大于合成代谢。

二、外　因

蛋白质营养不良是最主要的因素之一，维生素 D 摄入减少或合成能力不足均会导致肌肉质量的减少和功能的下降，引起跌倒和骨折。同时，由于老年人味觉嗅觉减退、牙齿不好、抑郁、胃肠功能紊乱、消化吸收障碍或服用药物等因素，极易造成食欲不振甚至厌食等，引起能量营养素摄入不足且吸收率下降。而安静久坐的生活方式、长期卧床休息或零重力条件也可引起肌肉蛋白的丢失。不可忽视的是，老年人还可能因合并有心、肺、肝、肾、脑等器官功能衰竭，炎症性疾病，恶性肿瘤或内分泌疾病等，从而进一步加剧肌肉容积的减少。

第三节　肌容积减少症的危害

一、跌　倒

肌容积减少造成肌肉力量的下降，在日常生活中下肢抗重力肌表现尤为突出，踝背屈肌、股四头肌肌容积减少 30% 即可明显增加跌倒风险，同时伴随肌容积的减少，下肢本体感觉减退、神经反应速度下降均使老年人无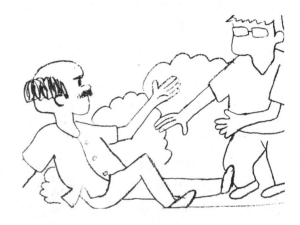法很好应对变化的外周环境，进一步增加了跌倒的风险。

二、骨　折

肌容积的减少导致骨所受应力的下降，骨缺乏刺激，骨母细胞活动减少引起骨质疏松。同时在跌倒时，萎缩的肌肉对骨骼的保护不足也使骨折的风险增加。

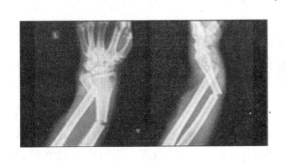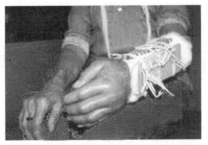

三、生活质量下降

主要表现为提重物、下肢负重、久行久站等活动受限，及逐渐减退的职业活动能力和日常生活活动能力，并导致生活质量的下降。

四、增加死亡风险

老年人过快地出现严重的四肢肌肉减少，死亡率随之增加。最近在国际权威新英格兰医学上发表一项关于亚洲人体质指数与死亡率的关系研究，对 110 万亚洲人群长达 9.2 年的队列研究表明，体重过低（BMI≤15）死亡率增加 2.8 倍。体重过低或过高都可增加死亡率，亚洲人体质指数在 22.6~27.5 死亡率最低。

第四节　肌容积减少症的预防与康复治疗

老年性肌容积减少的预防需采用多元化的策略。常用干预方法有药物治疗（主要是睾酮与生长激素等）、抗阻训练、饮食营养治疗。虽然补充睾酮等激素能逆转增龄性骨骼肌减少症，但是激素替代疗法易致前列腺癌变、红细胞增多症、体液潴留等不良反应。营养干预和抗阻训练是防治老年性肌容积减少的有效方法，最容易被老年人接受。

一、预防和饮食治疗

（一）充足优质蛋白质

肌容积减少与营养失衡有关，加强营养，特别是加强蛋白质的营养很重要。蛋白质是生命的物质基础，人体的任何组织和器官都以蛋白质作为重要的组成成分。低蛋白质饮食的老年人，身体处于负氮平衡状态，加速肌肉的萎缩与机体衰老退化。蛋白质营养充足的老年人，可以较好地维持氮平衡，肌肉数量和体力活动能力也得以保持。研究表明，老年人对蛋白质的需要量不比青壮年少，只要肾功能允许，老年人至少要达到每日每公斤体重 1.2 克蛋白质，蛋白质占总能量的 15%~20%。以体重 60 公斤的人为例，每日应摄入蛋白质 75 克左右，有助于维持氮平衡，并有可能降低因能量摄入减少所致的蛋白质合成能力的下降。但是很多老年人实际摄入量达不到推荐量的要求，部分老年人因为担心发胖和心血管疾病，采用以素食为主的饮食，摄入的蛋白质数量和质量均较差。

除了摄入充足数量的蛋白质，膳食蛋白质的质量对预防老年人肌容积减少更加重要。一般来说，动物性食物蛋白质的含量和质量都高于植物性食物，老年人动物性食物的蛋白质应占膳食蛋白质总量的30%~50%。研究显示，荤素搭配的中老年人骨骼肌质量显著高于素食者。老年人要增加奶、蛋、瘦肉、禽类、鱼虾和大豆制品等摄入，同时还要足够的主食、蔬菜水果，以达到平衡膳食的要求。消化吸收功能减退的老年人可逐渐增加食物的品种和数量，少量多餐，这样既可以获得需要的蛋白质和营养素，又可以使食物得到充分吸收利用。

（二）补充乳清蛋白和亮氨酸

鉴于动物性食物脂肪含量一般较高，为防止脂肪过量可以选用蛋白质补充剂，如"乳清蛋白"。"乳清蛋白"是乳清中一类营养价值极高的优质蛋白质，含有乳球蛋白、乳白蛋白、牛血清蛋白、免疫球蛋白、乳铁蛋白、乳过氧化物酶、糖巨肽蛋白、生长因子等多种活性成分，吸收速率高。此外"乳清蛋白"富含支链氨基酸，特别是富含亮氨酸。研究证明，乳清蛋白不仅能提供合成机体蛋白质的原料，还能刺激肌肉蛋白质的合成，促进脂肪燃烧，即具有"增肌减脂"作用。老年人若能在普通饮食的基础上，每天补充10~20克乳清蛋白，不仅能补充膳食蛋白质的不足，还将有益于防治肌容积减少，同时防止肥胖。蛋白质粉应当作为膳食的一个组成部分，每次10克左右，加在牛奶、酸奶、稀饭、汤汁中随餐食用，以提高蛋白质的利用率。当然也可以取10克左右的蛋白质粉冲水50~100毫升作为加餐，同时配合面包、饼干、坚果、水果等。

（三）有合并症的老年人需要肠内营养支持

对于患有各种慢性疾病、心肺功能不全、肿瘤、糖尿病等老年人来说，发生肌容积减少和营养不良的风险很高。营养支持是临床治疗的重要部分，尤其是采用现代营养制药技术生产的肠内营养，针对疾病情况科学设计的配方，既可以鼻饲也可以作为口服营养补充。高蛋白高能量的肠内营养既可补充营养，又有利于液体和容量的控制，不增加老年人的心肺负担，最适合肌容积减少患者的营养治疗，提高老年人肌肉质量和体力，改善临床结局。

(四) 补充维生素 D 及抗氧化营养素

老年人户外活动少，接受紫外线照射及维生素 D 合成能力均不足。提高维生素 D 的摄入量，对防治老年人肌容积减少、跌倒、骨质疏松有很好的作用。患有心血管疾病、糖尿病、肿瘤等的老年人，体内存在炎症反应和自由基堆积，导致蛋白质的分解和肌肉衰减。如增加维生素 C、维生素 E、类胡萝卜素、硒、锌、Ω-3 脂肪酸等，可提高机体的抗氧化防御系统能力，有利于防治老年人肌容积减少、提高免疫功能。许多蔬菜、水果、豆类、坚果和天然香料中都含有丰富的抗氧化物。

二、康复治疗

加强营养的同时，增加抗阻运动训练是防治老年人肌容积减少的有效方法。国内外较多的研究表明，运动可通过对肌容积减少症相关联的抗氧化能力及线粒体介导的细胞凋亡等多条信号通路的影响，起到减缓肌容积减少的发生。很多人认为抗阻力训练只是健美选手、举重选手和运动员的专利，其实老年人也可利用抵抗阻力原理的运动，达到增强肌肉延缓衰老的目的。比如使用哑铃、杠铃、拉弹力带、骑自行车、游泳、健身器械运动等。研究证明，抗阻运动和耐力训练可有效增加老年人肌肉质量和力量，改善身体活动能力和功能。身体条件允许的老年人，每周可进行中等强度训练 150 分钟 / 周，或每周大强度 75 分钟（加倍效益更高），分次进行，每次锻炼 10 分钟左右。老年人运动要注意平衡和柔韧性，循序训练，长期坚持，量力而行，避免运动不当引起的损伤。

第八章　吞咽障碍

☞ ● 典型病例

　　患者，男性，86岁，因"右侧肢体活动不利伴言语不清3个月"入院。患者3个月前休息时由家人发现言语不能，右侧肢体不能动，之后出现意识不清。于当地医院行头颅CT检查，示"左侧脑室旁、左侧顶叶大片高密度影"，行脱水降颅压等治疗，两周后患者清醒，右侧肢体不能动，言语不能，饮水呛咳。病程中患者反复肺部感染及泌尿系感染，病情稳定后入康复科住院治疗。入院时，患者右侧肢体仍不能动，能说简单字词，鼻饲饮食、饮水呛咳，吃饭、穿衣、如厕需辅助，生活完全不能自理；咳嗽、咳痰，睡眠倒错，夜间烦躁，留置导尿。入院后予止咳、化痰，肢体功能训练，吞咽、言语治疗，针灸、理疗。患者1个多月后拔除鼻饲管，经口进食。

● 治疗体会

　　根据患者吞咽功能的改善，规律性地增加摄食量，并记录每次摄食量、进食所用时间、咳嗽、咳痰、肺部感染、喷食和其他症状及体征。逐步增加进食种类，如糊状食物、不同温度、不同滋味的液体。如果患者对这些治疗都能耐受，可以进软食，如面包、质地较软的蔬菜，同时注意观察病人情况。在决定拔出鼻饲管前，应咨询营养师，保证恰当的营养。

第一节　吞咽障碍概述

一、定　义

吞咽障碍是指由多种原因引起的，由于摄食—吞咽过程中一个或多个阶段受损而导致吞咽困难的一组临床综合征。患者表现为对液体或固体食物的摄取、吞咽发生障碍或吞咽时发生呛咳、哽噎。吞咽障碍发病率较高，尤其是在老年人群中。一份关于老年人进食困难的调查发现，68%的人表现为明确的吞咽障碍，46%的人经口摄食困难，35%的人进食姿势不良。尤其在脑血管意外患者中，71%的患者存在不同程度的吞咽障碍。吞咽障碍会导致吸入性肺炎、营养不良、脱水等并发症，严重影响了患者的生活质量，甚至导致患者死亡。

我们每个人每天要进行600余次的吞咽，这一复杂动作的完成可以分为5期，包括认知期、准备期、口腔期、咽期和食管期，各期的解剖结构协同运动完成一个有效的吞咽。

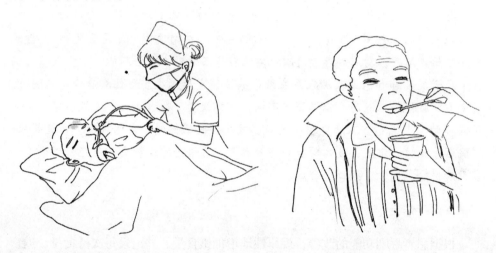

二、吞咽的分期

（一）认知期

认知期是指人们认识摄取食物的硬度、一口量、温度、味道，进而决定进食速度和食量，同时预测口腔处理方法，以及摄食程序的编制。在食物进入口腔前，首先接受视觉和嗅觉刺激。这种外周刺激与高位脑中枢（食欲）的反应相结合，激活脑干吞咽中枢。

（二）准备期

准备期是指摄入食物至完成咀嚼，为吞咽食物做准备的阶段。食物置于口腔内，同时刺激味觉、触觉、温度觉感受器。三叉神经支配咀嚼肌，负责嚼碎食物；舌下神经通过舌肌运动可避免食物咀嚼时落入气管，面神经主司口唇闭合。食物接触到口腔前半部时，双唇闭合，舌感觉味道。上下颌开始咀嚼，这些动作均受大脑皮质的调控同时进行。此时，必须有适当的面颊肌、舌肌力量，依据食物的温度、数量、黏稠度等做出适当反应。

（三）口腔期

口腔期是将食团送至咽部的过程。口腔期一经开始，舌尖即开始向上方运动，舌体依次从前向后推送，把食团推向口腔后部。几乎同时，软腭开始抬高，舌后部下降，舌根稍稍前移，食团进入咽部。食团在口腔传递的时间应在 1~1.25 秒。

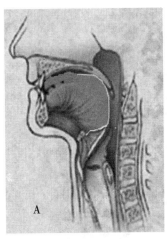 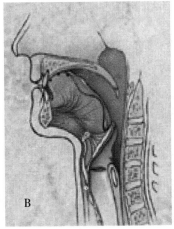 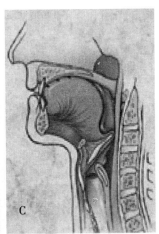

（四）咽　期

咽期吞咽的启动标志着吞咽反射的开始，这部分吞咽反射一旦开始，它就会继续，直到全部动作完成。在这个阶段，食团"强行进入"咽，并向下传送，直到进入食管上部的环咽括约肌处。在传递时，存在两个基本的生理条件。首先，咽腔是吞咽和呼吸共用的通道，因此这一期必须快速、有效，使呼吸仅有短暂的中断。其次，必须保护气道，防止食团进入肺。咽期吞咽完成的特点是舌骨、喉、咽结构的下降，以及正常呼吸的恢复。整个过程需要 750 毫秒。

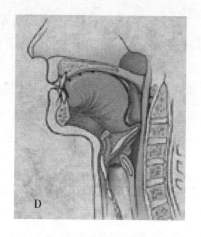

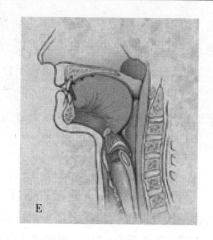

（五）食管期

在吞咽的食管期，食团通过食道上 1／3 处平滑肌和横纹肌的收缩产生的蠕动波，以及食道下 2／3 平滑肌的收缩送入胃内，该期不受吞咽中枢控制。食道长度约有 25 厘米，从食团离开环咽肌进入食道再进入胃需 8~20 秒。

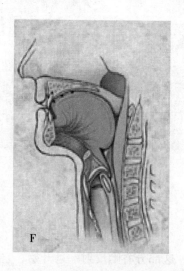

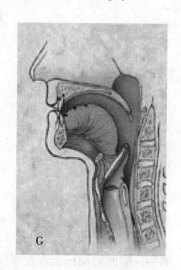

二、吞咽障碍的分期及临床表现

根据吞咽障碍发生的不同阶段，可将其分为认知期、准备期、口腔期、咽期和食管期五期。

（一）认知期

认知期吞咽障碍是对食物的认知、摄食程序、纳食动作的障碍，往往被临床所忽视。患者觉醒程度和注意力低下，会导致摄食开始困难。存在左侧空间忽略患者左侧的食物会被遗漏。额叶、脑皮质运动区损伤会产生使用食具的方法失用、进食时强迫哭笑、吞咽犹豫等。口腔过敏的患者会讨厌食物进入口内。

（二）准备期

准备期吞咽障碍的共同特征是流涎，食物在患侧面颊堆积或食物贴于硬腭上，食物咀嚼不当、窒息或咳嗽。伴发的征象有经鼻返流、构音障碍，味觉、温度觉、触觉和实体觉减退或丧失。流涎的原因有 3 个：（1）唾液分泌超过了正常吞咽唾液的速度，出现淤积，多余的唾液由口内流出；（2）感觉减退，尤其是口前部和舌前部感觉减退，造成流涎；（3）舌肌瘫痪或面肌功能障碍引起唾液堆积、流涎。唇闭合减退时，食物或液体会从口中流出。

（三）口腔期

当舌前 2/3 运动异常，可导致食团的抬举、形成和推进困难，舌来回做无效运动，食物滞留于口腔一侧或溢出，而不能送到口腔后部，表现为反复动作试图吞咽，咽启动延迟或困难，或分次吞咽。由于舌的一系列活动，如舌变形、挤压动作及由前到后的推进动作受到破坏，会造成食团的破散、残留于口腔内或提前落入咽部，并有误吸的危险。

口腔期吞咽障碍一般影响流质吞咽，流质食物需要较多的口内控制。缺乏适当的控制，食物就可在吞咽动作启动前流入咽部，引发吞咽前误吸。半流质和黏稠性食物较易控制，对口腔期患者较适合。

（四）咽　期

由于参与该期的肌肉运动的有效性和准确性的损害，造成吞咽时呼吸短暂停顿及气道保护出现障碍。最常见的症状是呛咳，并可伴有经鼻返流、误吸、气喘、吞咽触发延迟，咽喉感觉减退或丧失、音质沙哑、咽反射减退或消失，可伴有构音障碍，或环咽括约肌不能适当松弛，食团在输送过程中停滞。患者主诉吞咽时食物堵塞，并能指出在颈上部堵塞的部位。

咽期吞咽障碍的患者进流质食物更困难，半流质食物较易控制。单纯环咽肌弛缓的患者，流质最易控制。

（五）食管期

食管期吞咽障碍是指食物已转运至食管后向下输送有障碍。任何食管协调性收缩的障碍都可以引起输送异常，如食管无蠕动、食管返流、食管痉挛。食管期吞咽障碍的患者常主诉固体食物卡住了，常能指出症状部位，但流质食物无问题。

反流是指食物或液体从胃、食道、咽向上流。食道下部的括约肌松弛可造成胃容物向食道的反流；食道下部括约肌不能松弛可造成食道向咽部的反流；食道向咽部反流的其他原因有肿瘤、食道狭窄等。

三、吞咽障碍常见病因

各种影响正常吞咽生理的因素均可导致吞咽障碍，常见病因如下。

（1）神经性吞咽困难：脑卒中、脑外伤。

（2）口咽部炎症疼痛不敢吞。

（3）食管内梗阻及食管腔外压。

（4）咽与软腭感觉障。

（5）肌病性或心因性疾病吞咽障碍。

（6）颈前路手术后。

四、误吸的类型

误吸是指食物或液体进入声带水平以下气管，它可发生在吞咽前、吞咽中或吞咽后。穿透（penetration）是指食物或液体进入声带水平以上的喉部。沉默性误吸（silent aspiration）或无症状性误吸是指食物或液体进入声带水平以下的气道而不出现咳嗽或任何外部体征。

（一）吞咽前误吸

吞咽始发延迟或缺失时，可出现吞咽前误吸。当舌控制差，患者仍在咀嚼时，食团会滑落进入咽部。

（二）吞咽中误吸

吞咽时声带不能闭合或喉没有上抬可出现吞咽中误吸。这种类型的摄食–吞咽障碍不常见，只有 5%的患者存在气道闭合障碍。

（三）吞咽后误吸

吞咽后误吸有几种不同的情况：（1）患者可能在口腔留有残渣，睡觉时食物落入气道；（2）食物卡在咽部，每个人都可出现这种情况，可以意识到食物在哪里，再次吞咽将其清除，而卒中患者有感觉障碍，没有自主的清除动作，食物可能落入喉内而误吸；（3）由于喉上抬减退，食物保留在喉的入口处的咽部，当吞咽完毕喉口再次打开时进入喉内。

第二节　吞咽障碍的评价

吞咽障碍的评价意义：（1）筛查是否存在吞咽障碍；（2）明确吞咽障碍的病因和解剖生理变化；（3）确定有无误咽的危险；（4）确定是否需要改变提供营养的手段；（5）为吞咽障碍治疗提供依据。

一、筛查试验

（一）检查患者

（1）是否意识清楚，对言语刺激有无反应。

（2）能否直立坐位，维持头部位置。

（3）自主咳嗽能力。

（4）有无流涎。

（5）舌的活动范围。

（6）有无呼吸困难。

（7）有无构音障碍、声音嘶哑、湿性发音。

如上述七项指标中出现1项异常，即认为患者存在吞咽困难；上述指标均无异常，进一步行饮水试验。

（二）洼田饮水试验

洼田饮水试验（表8-1）是经典的床旁评估方法，评定吞咽困难程度，即杯中温水30ml，嘱患者在不呛咳的情况下喝下，测定口咽含水至吞咽完的时间（以喉头运动为标准），进行两次测试，计最短的时间。Ⅰ级：5秒内顺利地一次咽下，无呛咳；Ⅱ级：5~10秒内，分2次以上不呛咳地咽下；Ⅲ级：能1次咽下，但有呛咳；Ⅳ级：分2两次以上咽下，但有呛咳；Ⅴ级：频繁呛咳，不能全部咽下。其中Ⅲ、Ⅳ、Ⅴ级为异常，此方法解够准确发现口咽期的异常问题，但也有报道饮水试验与电视透视检查相比，可能会发生20%~40%的漏诊，因此Smith等提出将饮水试验与氧饱和度测定相结合的方法，测定饮水试验前后血氧含量的变化，饮水后氧饱和度下降20%以上为阳性标准，二者联合检查的准确率高达95%。且无创、无放射损伤、可重复操作，是一种较可靠的吞咽困难误吸的检查方法。

表8-1　洼田饮水等级试验

洼田饮水等级	表现
Ⅰ级	5s内顺利地一次咽下，无呛咳
Ⅱ级	5~10s内，分2次以上不呛咳地咽下
Ⅲ级	能1次咽下，但有呛咳
Ⅳ级	分2次以上咽下，但有呛咳
Ⅴ级	频繁呛咳，不能全部咽下

（三）反复唾液吞咽测试

反复唾液吞咽测试试验由才藤研究制定，是一种观察引发随意性吞咽反射的简易方法，具体操作步骤如下：①被检查者采取坐位，卧床患者应采取放松体位。②检查者将食指横置于被检查者的喉结及舌骨处，嘱其做吞咽动作，当确认喉头随吞咽动作上抬，越过食指后再下降复位，即判定吞咽完成1次，患者诉口干难以吞咽时，可在其舌上滴少许水，以利吞咽；③嘱尽量快速反复数次吞咽唾液，并记录吞咽次数，观察30秒，如果少于3次确认为吞咽障碍，老年患者在

30s 内能达到 3 次吞咽即可。一般有吞咽困难的患者，即使第一次吞咽动作顺利完成，但接下来的吞咽动作会变得困难，也许喉头尚未充分上抬就已下降，此试验敏感性低，特异性高，误诊为吞咽困难的概率很少。

二、吞咽过程评价

按照吞咽的几个分期，以表 8-2 的有关项目来观察、记录、评价某一期的某种功能。

(1) 认知期：患者的意识状态、有无脑高级功能障碍（注意力、语言、知觉、记忆、运用、情感、智力）、食速、食欲。

(2) 准备期：开口、闭唇、摄食、食物从口中滑落、舌部运动（前后、上下、左右）、下颌（上下、旋转）、咀嚼运动、进食方式变化。

(3) 口腔期：吞送量、方式及所需时间；口腔内是否有残留。

(4) 咽期：喉部运动、噎食、咽部不适感、咽部残留感、声音变化、痰量有无增加。

(5) 食管期：胸口憋闷、吞入食物逆流。

此外，有必要留意食物内容、吞食困难的食物性状、所需时间、一次摄食量、体位、帮助方法，残留物去除法的有效性、疲劳、环境等。

表 8-2 吞咽评价表

日期			
意识程度			
咳嗽			
体温			
食欲			
认知			
进食（种类、热量）			
摄食量			
所用时间			
补充营养（种类、热量）			
进食场所			
躯干角度			
帮助			

（续表）

日期			
开口			
闭唇			
从口中流出			
舌头运动：前后			
左右			
上下			
咀嚼运动			
流涎			
吞送：量			
方式			
时间			
口腔内残留			
呛咳：有，无			
水			
（　　　）			
（　　　）			
（　　　）			
咽后声音变化			
咽部残留感			
喉头运动			
其他			

√：良　△：中等　×：差

三、吞咽障碍严重程度评价

才藤氏吞咽障碍七级评价法将吞咽障碍划分为七级，从轻到重分级如下。

七级：吞咽无困难，正常。

六级：吞咽有轻度困难，口腔有少许残留物，不误吞咽。

五级：吞咽时口腔内残留物增多，吞咽时口腔有中度障碍，吃饭时间变长，摄食时需要他人提示。

四级：用正常的方法摄食吞咽有误咽，但经过调整姿势或改变喂食的量，可以充分防止患者误咽。

三级：饮水误咽，使用误咽防止法不能控制，改变食物形态有一定效果，吃饭只能咽下食物，但摄食的能量不充分。

二级：出现食物误咽，改变食物形态没有效果，水和营养的摄入要靠静脉供给，这种情况尽管间接训练，不管什么时间都可以进行，直接训练需要专门设施进行。

一级：对唾液产生误咽，必须进行持续静脉营养，不能够直接训练。

四、吞咽障碍的功能性检查

上述方法均属于间接的评估方法，有一定的主观性，未能直观地显示吞咽的解剖生理情况和过程。因此，越来越多的功能性检查被应用于摄食-吞咽障碍的评估，包括放射学检查（录像吞咽造影检查等）、内窥镜检查、测压检查、咽部放射性核素扫描、超声检查、表面肌电图检查、脉冲血氧定量法等。这些方法需要到医院使用特定的仪器对摄食-吞咽障碍者进行检查，在此不再赘述。

第三节　吞咽障碍的康复治疗

吞咽障碍的康复治疗是建立在评价的基础上的，根据评价的结果，找出造成吞咽障碍的原因，确定治疗方法和补偿技术，并通过调整食物黏稠度和进食方法，逐步改善患者的吞咽功能。如果吞咽困难是由于情绪行为、坐位姿势或护理问题引起的，那么随着这些问题的解决，吞咽障碍也会改善。然而，如果问题出现在吞咽过程几个阶段中的一个或几个，我们就要采取相应的措施进行治疗。

一、基础训练

基础训练又称间接训练，训练时患者并不真正进食，而是通过类似的动作训练提高与吞咽相关的神经肌肉的控制能力，包括感官刺激和面部肌肉训练，是针对那些与摄食-吞咽活动有关的器官进行训练，也称口—颜面功能训练。

（一）发音运动训练

此训练的目的是加强唇、舌和下颌的多方运动的协调性。先可利用单字单音进行训练，如"a""i""u"；进一步让患者发"你、我、他"简单音。然后唱一段最熟悉的歌，鼓励大声唱，通过张闭口动作使声门开闭来促进口唇肌肉运动和声门的闭锁功能。

（二）颊肌运动

吹气球、蜡烛，模仿吸吮动作等以训练颊部肌肉。

（三）腭咽闭合的训练

方法是：①把吸管的一端封住，用吸管吸吮；②将吸管插入玻璃杯中吹气；③反复发"k""a"音。吸吮使腭提高和腭咽肌强烈收缩，吹气需要腭提高和腭咽闭合。发软腭爆破音"k"，需要较大的气压，使软腭产生最大的运动，同时需舌后部的运动。反复发"a"音，主要是改善会厌闭合，并加强腭咽闭合机制。

（四）吸吮与喉上抬的训练

一侧脑损伤的患者通过学习吸吮和喉上抬，可逐渐恢复吞咽功能。方法是患者的食指戴上胶套，把手指放在自己口中，模仿吸吮动作、体验吸吮的感觉。反复练习，直到产生中度的吸吮力量。训练喉上抬的方法是，患者把自己的手指置于甲状软骨的上缘，在吞咽时，感觉它的向上运动。可让患者照镜子学习这一步骤。当掌握了吸吮和喉头上举后，指导患者在吸吮后立即喉头上举。这两个动作的协调一致，就可产生吞咽动作。不断练习，直到唾液不再从口中流出。这时可将1~2克的冰条置于患者舌上，让患者将冰条吸进咽部，并吞下它。冰有助于提高感觉的敏感性，如果误咽，也不会造成严重损害。当患者能够容易地吞咽冰条后，可使用冰棍，逐步进软食。

此外，微低头轻柔地向咽壁抬高舌后部，或直接上下牵拉舌骨，以此兴奋上舌骨肌，或将喉头向上牵拉，促进吞咽。

用手指上下按摩甲状软骨至下颌下方的皮肤，可引起下颌的上下运动和舌的前后运动，继而引发吞咽。此方法可用于口中含有食物却不能产生吞咽运动的患者。

（五）舌部运动

嘱患者做伸舌、缩舌、勾舌、卷舌、顶舌、刮舌、弹舌、左右摆动、轻舔上下唇等动作；舔上下唇时应将舌头尽力伸长，每个方向维持约 3 秒，给舌头以最大的牵伸；对于舌肌张力高的患者还应注意被动牵伸（图 8-1）。

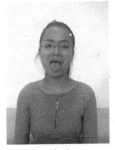
伸舌

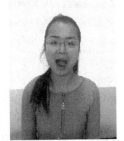
缩舌

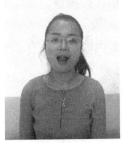
顶舌

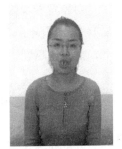
卷舌

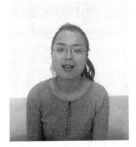
弹舌

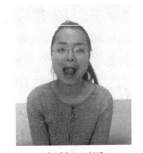
轻舔上下唇

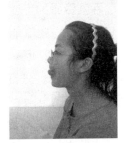
左右摆动

图 8-1　舌部运动

（六）呼吸功能训练

呼吸功能受损的患者增加了误咽的危险，因为他们不能恰当地停止呼吸进而吞咽。他们不能从气道清除渗入或误咽的残渣，危及了吞咽的安全。加强呼吸力量的运动包括，深吸一口气，憋住，缓慢地呼出；深吸一口气，尽可能长时间地重复"a，a，a"；吹吸管或吹风车；读诗歌或唱歌。

（七）感觉刺激

（1）温度刺激易化法：使用制备好的冷冻棉签反复刺激患者软腭、舌根及咽后壁，并做吞咽动作 5~8 分钟。

（2）手法机械刺激：反复柔和揉捏、按压和轻推舌头，再用手指快速而小幅度震动软腭，然后轻揉舌骨下气管周围的小肌肉 5~8 分钟。

（八）声带内收训练

当患者表现为气道保护障碍，如咳嗽反射减弱，可做声带内收锻炼。患者反复咳嗽、清嗓子，或深吸一口气，憋住，然后大声用力发音，呼气。一般情况下，嘶哑声越轻，声带内收越好。有心脏疾患的人做此项练习要慎重。

二、摄食训练

摄食训练又称直接训练，包括改变进食体位、食团入口位置、食团性质（大小、结构、温度和味道等）和进食环境等。在考虑摄食训练时，应明确治疗对象的病因、吞咽障碍的程度和清醒水平，以确定是否适宜进行治疗性进食。当患者具有张口、吸吮、咀嚼能力、能够随意始发吞咽动作，一般是吞咽困难的治疗对象；随意吞咽较差，但易兴奋的患者也是治疗对象。但出现强烈的咬合反应、反射性吞咽启动延迟、兴奋性降低、随意吞咽能力降低的患者，治疗一般不理想，而且有较大的误咽危险。气道保护性机制的功能性减退，尤其是咳嗽，将增加误咽的危险。一些患者的健康状况可耐受训练时出现的误咽。有慢性呼吸系统疾病、肺炎或健康状况不佳的患者则不能耐受。同时要注意患者的清醒状态。理想的患者是意识清楚，至少表现出中度的注意力，对环境能够理解，对听觉、视觉刺激和简单指令能做出正确反应。进食次数应以 5 次 / 天为好，少量多餐，以保持患者的热量。

（一）食物形态

在可以进行吞咽造影检查的情况下，检查时要确认食物形态是否合适。作为适宜吞咽障碍者的食物，首要条件是易于口腔内移送和吞咽，不易误咽。其特征如下：

（1）柔软，密度及性状均一。

（2）有适当黏度，不易松散。

（3）通过口腔和咽部时容易变形。

（4）不易粘在黏膜上。

选择满足以上条件的材料烹调加工，烹调时用栗粉、淀粉等适当勾芡，使食物容易形成食块。

危险、难以吞咽的食物，干硬、难嚼或容易粘在黏膜上的食物，难以形成食块，不易移送，难以吞食。太滑溜的食物有窒息的危险。不同性状混合的食物不仅难以形成食块，液体部分还会先流入咽部，极易导致误咽的危险。

食物形态调整办法：对于轻度障碍，只要对普通食谱稍做调整就能使食物容易摄取。固体食物用榨汁机、擦板等加工，做成柔软、易嚼、易移送的食物。食物太干时，可加汤汁或勾芡。

即使轻度吞咽障碍患者，水分也容易引起呛咳或误咽，可用勾芡的办法来缓解或解决这一问题。

（二）摄食体位

摄食时的体位是气道保护最重要的因素之一。患者坐直，稍向前倾约 20°，颈部稍向前弯曲，使舌骨肌的张力增高，喉上抬，使食物容易进入食道（图 8-2①）。这一体位可使会厌部分关闭气道，更重要的是由于重力作用，使食团保持在口中部和前部，防止在吞咽启动前滑入咽腔。如果患者吞咽延迟，头前倾，可使口腔容积扩大，保持食团于口内，等待延迟的吞咽反射的触发。因会厌谷残渣淤积，气道关闭减退的患者采取该体位可减少误咽的危险。

下颌回缩低头，有益于减少舌根与咽后壁的空间，从而增加了咽后壁对食团通过咽部的压力（图 8-2②）。但是，该体位不能减少因梨状隐窝淤积残渣引起误咽的危险。因为，该体位使梨状隐窝变得短而窄，淤积的残渣可能会滑落气道。

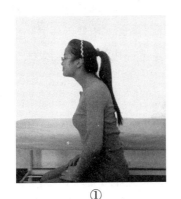

①　　　　　　　　　　②

图 8-2　摄食训练的体位

如果单纯舌功能障碍，头后仰，可促进食物的传送。

如果一侧舌、咽障碍，头歪向健侧，使食物位于健侧口腔。

一侧咽麻痹或咽蠕动减退，头转向患侧，可关闭患侧梨状隐窝，将食团运送到健侧咽。同时也改善了上食管括约肌的功能。转头也可对同侧的声带施加了外部压力，对一侧喉麻痹的患者有益。

当口腔、咽期同时存在功能障碍时，开始时一般取躯干30°仰卧位，头部前屈，偏瘫侧肩部用枕头垫起，辅助者位于患者健侧。此体位食物不易从口中漏出，有利于食团向舌根运送，并可减少鼻腔返流和误咽的危险。

吞咽后误咽的患者是因为在吞咽后吸气，重力的作用使喉部的残渣落入气道。这类患者可以采取健侧卧位防止吞咽后误咽。

(三) 餐具的选用

观察使用情况，尽量选用适宜、得心应手的餐具，有助于摄食顺利。

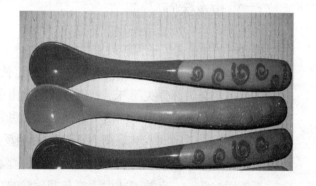

应选择匙面小、难以粘上食物的汤匙。患者能够自己进食的话，应选用勺柄粗细、柄长短都适宜的勺子。

用吸管吸取有困难时，在吸口部分想办法，如在吸口和注射器上加上吸管等，慎重调整一口量。此外，使用挤压柔软容器，挤出其中的食物，也不失为一种进食方法。

用杯子摄食时，如果用普通杯子的话，患者颈部伸展过多，有导致误咽的危险。此时，可用杯口不接触鼻部的杯子，这样，患者不用费力伸展颈部就可饮用。

用一只手舀完盘中的食物会有困难，要是选择边缘倾斜的盘子，或在盘子底下放上防滑垫，即使用一只手也不难了。

(四) 一口量

一口进食过多或过少都会引起问题。过多的话，食块不仅难以通过咽门，残留在咽部时，还会加大误咽的危险。另外，如果没有完全吞咽就不断往口中纳食，误咽的危险会更大。应指导患者一口一口咀嚼，完全咽下后再接着吃下一口。

相反，过少的话，有时会使食物在感觉、运动有障碍的患者口中操作困难，吞咽反射无法发生。容易误咽时，要从少量（约3~4毫升）开始，逐步摸索合适的量。

(五) 定 速

指导患者及护理人员调整进食速度，使患者以合适的速度进行摄食、咀嚼和吞咽。

患者以病前的习惯速度进食或病后迫切进食，其速度与功能相比，速度过快时，除了提醒其放慢外，还要考虑营造一个宽松稳定的进食环境。

(六) 吞咽的意识化

引导患者有意识地进行过去习以为常的摄食、咀嚼、吞咽等一系列动作，防止呛咳和误咽，这种方法称为吞咽的意识化。如果摄食–吞咽障碍患者不集中精神进行摄食吞咽动作，而是随意吞咽、注意力分散的话，会加大误咽危险。要引导患者注意咀嚼节奏，食块逐渐形成的状态，进而意识到吞咽反射发生之前的舌部运动，并有意识地用力使其顺利进行。

(七) 摄食方法

开始时，应食用最容易吞咽的食物（如菜泥、蛋羹等），这些食物易于口内控制。患者应将注意力全部集中于吞咽，而不是咀嚼或吸吮。当怀疑患者吞咽的协调性有问题，可使用冰条。如果出现误咽，患者一般能够耐受少量水。使用常用的金属勺给患者进食1/2勺，约3~4毫升。在给予食物时，应注意执行下列步骤，以刺激反射性吞咽。如果患者能够随意启动吞咽，下列（1）、（2）、（3）个步骤则不必做。

（1）让患者注视、闻食物，刺激高级脑中枢。让患者想着"吞咽"，想着食物放入口中后发生的一系列动作。中枢性促进的目的是使患者想吞咽（图8-3①）。

（2）将勺子置于患者舌的中后部，要求他把勺子推出。这需要舌骨肌的参与，在咽部吞咽时，舌骨肌首先被激活（图8-3②）。

（3）将勺把抬起，把食物倒在舌上时，向下推，稍向后，抵抗舌的伸出，给予的阻力应与伸出的力量相同（图8-3③）。

（4）如果两三秒后没有激发起吞咽反射，可把勺子向外移，唇闭合把食物从勺子里"耙"出来。这时鼓励患者把注意力集中在食团的位置，把食团向后送，处于吞咽准备位置。

（5）给患者充分的时间（30~60秒）处理食团。食团可刺激唾液的分泌和感受器，有助于启动吞咽。这时会发生下列其中一种情况：吞咽成功，食物从口中流出，呛咳。如果吞咽成功或食物从口中流出，可重复上述步骤。如果出现呛咳，气道保护尚可，可再次尝试。也可过一段时间再进行尝试。根据具体情况作出判断。成功的吞咽是口腔进食最基本的条件，没有一致的、可靠的吞咽动作，患者是不能完成更复杂的进食技巧的。

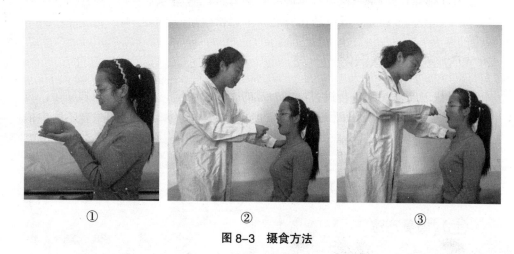

①　　　　　　　　　②　　　　　　　　　③

图 8-3　摄食方法

（八）咀　嚼

人类的咀嚼是唇、颌、面颊、舌复杂的肌肉协同运动。在食物搅拌的同时，伴有唾液的分泌。这些液体增加了口腔控制困难。即使患者有咀嚼力量，并不意味着可进食需咀嚼的食物。如果一侧咀嚼明显无力，应使用健侧。治疗师把易咀嚼的食物用压舌板或手指置于下磨牙上。对于脑性瘫痪的患者，手指进食增加了舌的一侧运动，从而减少了舌外伸，促进了咀嚼。

观察口中食物是否保持在恰当位置，汁液和增多的唾液是如何处理的。当食物已被咀嚼，将注意力由"咀嚼"转向"吞咽"。在患者操纵食团于吞咽位置时，某些咀嚼动作仍在继续。某些情况下，在注意力主动转移之前，吞咽会自动发生。直到咀嚼和吞咽完成后（触摸到喉上抬动作），才能再给少量食物。如果患者能够咀嚼一定质地的食物，则鼓励他咬食物，并将食物由门牙传送到磨牙。逐渐增加需要的食物，强调无力肌群的参与。

（九）饮　水

控制和吞咽液体是吞咽障碍最突出的问题。液体易在吞咽开始前从口内流出或进入咽和气道。在某些情况下表现出恰当的口腔控制，但在咽期吞咽时，气道保护功能障碍，限制了水的摄入。在饮水治疗时，用一两毫升水，如果在正确体位时，液体不断从口中流出，头可抬至水平位，防止头后仰。试用茶杯时，要把水倒满。如果水不足半杯，患者就会头向后仰饮水，这种姿势增加了误咽的危险。将茶杯的边缘靠近患者的下唇，避免将水倒入口中，鼓励他饮一小口水。如果饮小口水不可能，可将少量水沿着下齿前部倒入口腔。使用吸管需要口面肌群的适当功能，以及在口中产生不同的压力。开始时，使用短粗吸管，患者较易控制。开始阶段应饮少量水。牛奶和奶制品易与黏膜分泌物粘着，形成黏液。正常情况下，一顿饭中要吃各种食物，可防止黏液的堆积。对于吞咽困难的病人，避免单独食用奶制品。

（十）呛咳的处理

呛咳是吞咽困难的最基本特征。出现呛咳时，患者应腰、颈弯曲，身体前倾，下颌低向前胸（图 8-4①）。当咳嗽清洁气道时，这种体位可防止残渣再次侵入气道。如果食物残渣卡在喉部，危及呼吸，患者应再次弯腰低头，治疗师在其肩胛骨之间快速连续拍击，使残渣移出（图 8-4②），并可采取 Heimlich 操作法，站在患者背后，将手臂绕过其胸廓下，手指交叉，对其横膈施加一个向上猛拉的力量，由此产生的一股气流经过会厌，可"吹"出阻塞物（图 8-4③）。

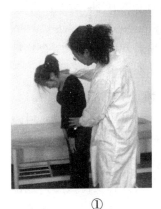 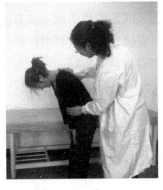 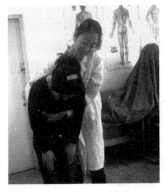

①　　　　　　　　②　　　　　　　　③

图 8-4　呛咳的处理

（十一）摄食训练阶段性推进法注意事项

注意发烧、呼吸状态、痰量等，配合功能恢复的程度，逐步改变经口腔摄取次数、饮食内容、摄食姿势等摄食构成要素。

阶段性提高的基准首先是在适当时间内无呛咳、安全准确地摄取所提供的食物（30 分钟内摄入 70%），在此基础上，增加提供次数、一次进食量，进而改变食物形态以此达到阶段性推进。对食物形态不要一次性地做全量提高，应组合容易进食而且安全的食物，循序渐进地经口摄取营养和水分。向下一个阶段进展时，应通过临床观察、录像吞咽造影检查再次评价，讨论时机是否合适。

三、补偿技术

声门上吞咽是促进气道关闭的技术。它将声带闭合与吞咽后清除气道中的误咽物结合在一起。该技术对声带闭合减退的患者有帮助。方法是：咀嚼—深吸一口气—屏住呼吸—吞咽—立即咳嗽—吞咽。咳嗽的目的是清除气道的残留食物。可练习吞咽唾液或一两毫升生理盐水，每日一两次。指示患者夸张口腔运动（"咀嚼"水或糊状水果）。在每次吞咽后，稍事休息约 1 分钟，再进行下一次吞咽。如果患者双侧内收肌瘫痪，声门上吞咽不能有效起到保护气道的作用。

Logeman 提出了超声门上吞咽的方法，它将声门上吞咽与病人用力按压桌子或双手交叉用力结合起来。它有助于产生附加的喉闭合作用。

门德尔松氏手法是为延长环咽部开放时间而设计的。操作时，指示患者吞咽，并当咽处于最高阶段时，"保持"吞咽 2~3 秒，然后完成吞咽，松弛。可以指导喉抬高减退和随后环咽开放减退的患者练习该方法。

当咽缩肌不能适当松弛，食团在传递过程中停滞。患者常抱怨吞咽时食物梗阻，并能指出梗阻的部位。当食物为流质时，淤积出现在会厌谷部位。黏稠度高的食物也存在误咽的危险，因此有必要在每次吞咽后咳嗽，将食物残渣清除。

当咽部已有食物残留，如继续进食则残留食物增多，易引起误咽。此时可进行交互吞咽，即每次吞咽后，应反复做几次空吞咽，使残留食物全部咽下。亦可交替饮水吞咽，即每次吞咽后饮一两毫升的水，清除咽部残留食物，亦有利于诱发吞咽反射。会厌谷是容易残留食物的部位。当头后仰，会厌谷变得狭小，残留食物可被挤出。随后向前低头，同时做空吞咽动作，即点头样吞咽，可清除残留食物。

　　咽部两侧的梨状隐窝是最容易残留食物的部位，让患者分别向左右转头做侧方吞咽，即转头吞咽，可清除此处的残留食物。

　　用力吞咽和双吞咽。用力吞咽是指患者进食时用力吞咽，帮助推进食团有力地、即时地通过咽腔。双吞咽是指患者吞咽食团后，再吞咽两次（如果必要，可以多次吞咽）。当录像荧光吞钡检查发现咽蠕动减退时，可采用上述方法。

四、其他方法

（一）球囊扩张术

　　本法（图 8-5）采用机械扩张用于环咽肌失弛缓导致的吞咽障碍。球囊扩张可用盐水或冰水。球囊扩张术有一次性球囊扩张和分次球囊扩张术，操作简便，患者痛苦较少，无明显不良反应，实施中应注意循序渐进，避免食管黏膜损伤而导致粘连再狭窄。但本法仍需大样本研究。

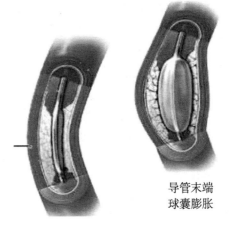

导管末端
球囊膨胀

图 8-5　球囊扩张术

（二）高压氧疗法

　　高压氧可增加脑组织氧分压、血氧含量和血氧有效弥散距离，改善脑组织微循环，促进侧支循环建立，加速损伤神经细胞修复，从而促进吞咽反射弧的修复和重建；增加后循环血流量，有利于恢复咽部神经支配以完成吞咽动作；改善脑卒中患者认知功能，为吞咽功能恢复奠定基础。目前临床治疗方案多采用压力 0.2~0.23 兆帕，吸氧 60~80 分钟，期间休息 10 分钟，并与康复训练、针刺、低频脉冲电刺激、心理指导等方法结合，每日 1 次，治疗 1~2 个月。

（三）电刺激治疗

　　电刺激法是目前国内治疗卒中后吞咽障碍应用较广泛的方法之一，主要有低频电刺激法和中频电刺激法。
其中前者应用最广泛，主要包括
经皮神经电刺激（TENS）和神经
肌肉电刺激（NMES），而功能性
电刺激（FES）临床应用较少。经
皮神经电刺激通过刺激口咽部神
经末梢，强化对中枢神经系统的
感觉输入，产生感觉和运动双重
效应，从而促进吞咽中枢功能重

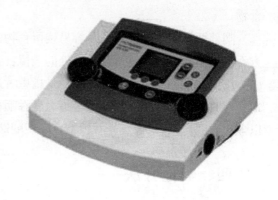

组。神经肌肉电刺激通过刺激神经或肌肉引起口咽肌肉收缩，强化肌肉协调
性，以改善吞咽功能。

(四) 心理治疗

吞咽障碍影响患者的生存质量，且脑卒中患者大多伴有失语、瘫痪等神经
功能缺损症状，加重了患者的精神负担，常出现抑郁、焦虑等心理障碍。实施
有针对性的心理指导和健康教育心理干预可增加患者的依从性，有助于吞咽功
能恢复。

(五) 针灸治疗

中医学认为，咽喉与经络的关
系非常密切，是经络循行的要冲，
依据中医学"经之所过，主治所
及"的原则，可以选取相应的腧
穴，以治疗喉咙的疾病，改善喉咙
的功能。

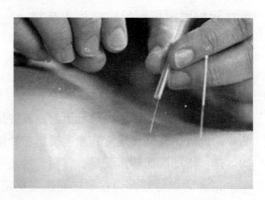

(六) 其 他

手术（星状神经节阻滞、环咽肌切开术)、推拿、音乐疗法等其他治疗方法，
吞咽障碍患者的护理和胃肠营养支持亦十分重要。

第九章　慢性疼痛

☞ ● 典型病例

患者，女性，65岁，自诉右膝关节疼痛1年，加重2周。发病来睡眠障碍，不愿外出活动，而且对其情绪造成了一定的影响。查体：精神差，语少，右膝屈曲受限，髌骨研磨试验（+），浮髌试验（－）。右膝关节压痛以内膝眼和外膝眼处为重，数字疼痛评分为6。膝关节正侧位片示：右侧膝关节内侧间隙变窄，髁间嵴增生。诊断：膝关节骨性关节炎。

第一节　慢性疼痛概述

一、定　义

1986年国际疼痛学会将疼痛定义为"一种与实际的或潜在的损害有关的不愉快的情绪体验"。而慢性疼痛指持续一个月以上（以前为三个月或半年）的疼痛，也有人把慢性疼痛比喻为一种不死的癌症。慢性疼痛主要表现"三联征"：疼痛、睡眠与情绪障碍。随着老龄人口的增多和生活节奏的加快，在65岁以上的老年人群中，约80%患者至少有一种慢性疾病较其他年龄阶段的人群更易诱发疼痛，故各种疼痛的发病率升高。

二、流行病学数据

流行病学研究表明，有慢性疼痛病史者可占人口的25%~30%，而老年慢性疼痛患者占老年患病人口的50%~75%。其中半数以上患者部分或全部丧失生活、工作能力可达数周、数月、数年，或者导致永久性的伤残，给患者、家庭、社会

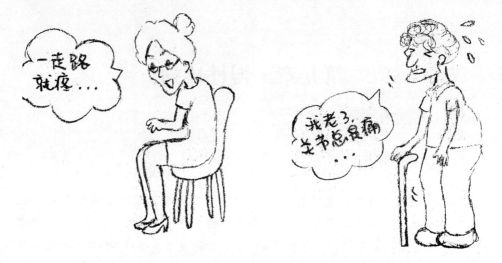

造成了极大的负担。一项调查显示，在发达国家 65 岁以上的人口已经占到了
17.5%，预计 2050 年将达到 36.3%。

第二节　慢性疼痛的危险因素

一、病　因

（一）颈椎病

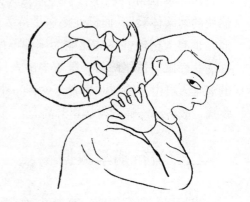

颈椎的一种劳损退变疾患，与长期
的颈部动作不正确有关。严重者可以压
迫通向上肢的神经根或通向脑子的椎动
脉，引起臂至指的酸、麻、痛或眩晕耳
鸣，甚至压迫脊髓和神经中枢，从而导
致患者四肢无力、走路不稳。

（二）腰椎间盘突出症

在腰椎病中发病率最高，由于髓核不同程度的退行性改变，在各种外力作

用下，椎间盘的纤维环破裂，髓核组织从破裂之处突出，使相邻神经根、脊髓等遭受刺激或压迫，引起腰痛、一侧或双侧下肢疼痛、麻木等症状，甚至大小便失禁，瘫痪。

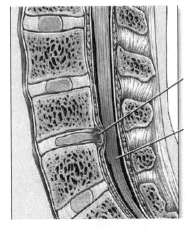

椎间盘脱出

脊索受压

（三）腰椎骨质增生

随着年龄的增长，腰椎及周围软组织产生退行性病变。由于软组织病变、肌肉的牵拉或撕脱、出血、血肿，日久便形成刺状的骨质增生；骨刺的形成又对软组织产生机械性的刺激，压迫神经导致神经根水肿变形，引起腰部酸痛。

（四）关节痛

由骨关节炎、类风湿性关节炎、关节外伤、化脓性关节炎、结核性关节炎以及发热性疾病等致，表现为关节疼痛、红肿、炎症、活动受阻和功能受限。轻者因疼痛影响活动与睡眠，重者严重影响劳动与生活料理。

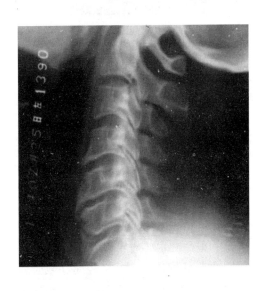

（五）癌　症

癌痛是由于恶性肿瘤破坏患者机体组织、刺激神经引起的疼痛，多出现于中、晚期患者。

（六）截　肢

截肢痛是截肢后出现的残端疼痛，常在伤口愈合后一段时间才出现，多为神经性痛，由于残端瘢痕中的神经瘤引起。

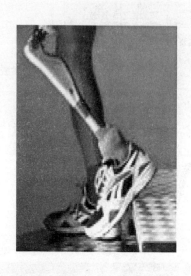

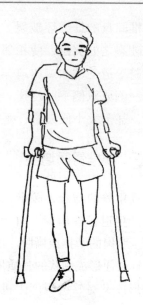

二、分 类

（一）躯体痛

可能是老年人最常见的疼痛原因，包括颈椎和腰椎关节强直，腰椎的压缩性骨折，髋关节和膝关节的骨关节炎等。

（二）神经痛

如带状疱疹、三叉神经痛、截肢后的患肢痛、坐骨神经痛、中风后的丘脑痛以及外周神经病变导致的神经源性痛等。

（三）内脏痛

腹腔管状结构梗阻而引起的绞痛随时间呈规律性地增强或减弱，常见原因可能是输尿管或胆总管狭窄、粪块阻塞、结石或感染等。

（四）癌性疼痛

恶性肿瘤破坏患者机体组织，刺激神经引起的疼痛，多出现于中、晚期患者。如癌转移到椎骨或肋骨后，侵犯脊神经根或肋间神经，以及癌浸润到胸膜、腹膜或骨膜均可产生剧烈的疼痛。

（五）慢性头痛

慢性头痛是一种常见的自觉症状，其病因多种多样，非常复杂。有偏头痛、紧张性头痛、丛集性头痛等。老年人慢性头痛的原因大多系颈椎病变所致，长期慢性劳损引起椎间盘变性、椎体退行性病变、骨赘形成，甚至椎间孔狭窄。

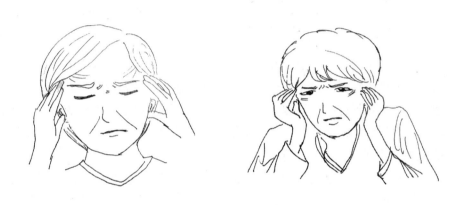

三、危　害

世界疼痛大会将疼痛确认为继呼吸、脉搏、体温和血压之后的"人类第 5 大生命指征"，其重要性可见一斑。

慢性持续的疼痛对机体的损害是多系统多方面的。身体方面，疼痛可抑制免疫系统，导致机体对体内外不良刺激、组织变异等的监控和调节能力降低或消失而容易生病；疼痛还可影响自主神经功能，出现失眠、焦虑、食欲不振、便秘、性功能低下；精神心理方面，老年慢性疼痛与抑郁症之间有着明显的相关性。例如，生活于正常环境中的老年人，多担负着诸多家务活动，一旦慢性疼痛程度加重，限制其家务劳动，日常活动能力受限，即可产生悲观情绪，甚至怀疑自身存在的价值，最终导致抑郁症。即慢性疼痛→活动功能障碍→限制其日常活动能力→抑郁症（图 9-1）。老年人源于对疼痛的害怕而引起行为的改变，使患者的生活活动能力降低，严重影响生活质量。

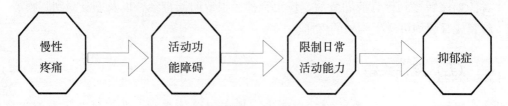

图 9-1 慢性疼痛的危害

第三节 慢性疼痛的评估

疼痛评估应该始于治疗开始之前，贯穿于整个治疗过程之中，并持续于治疗之后。慢性疼痛是一种主观感觉，由多种因素造成及影响，所以有必要从多方面进行评估。包括疼痛的原因、部位、程度、性质、患者对疼痛的感受程度等。首先是疼痛原因的医学评估，主要依靠病史。详细的病史可提供慢性疼痛的可能发病机制、病理生理状况、情感和心理状况的重要信息。

对于疼痛的程度及患者对疼痛的感受程度，常用的评估方法如下。

一、目测类比测痛法

目测类比测痛法（visual analogue scale，VAS）是用来测定疼痛的幅度和强度的方法，它是由一条 100 毫米的直线组成。此直线可以是横线或竖直线，线左端（或上端）表示无痛，线右端（或下端）表示无法忍受的痛，患者将自己感受的疼痛强度以"Ⅰ"标记在这条直线上，线左端（上端）至"Ⅰ"之间的距离（毫米）为该患者的疼痛强度。每次测定前，让患者在未有画过的直线上再做标记，以避免患者比较前后标记而主观产生的误差。

二、数字疼痛评分法

数字疼痛评分法是用数字计量评测疼痛的幅度或强度。数字范围为 0~10。0 代表"无痛"，10 代表"无法忍受的痛"，患者选择一个数字来代表他自觉感受的痛。无痛=0、1、2、3、4、5、6、7、8、9、10=无法忍受的痛。

第四节　慢性疼痛的康复治疗

一、美国老年学会的重要建议

美国老年学会对老年人慢性疼痛的处理提出 10 条重要建议如下。

（1）缓解疼痛是首要考虑的：无论何时，当您感到疼痛时，寻找疼痛缓解的治疗方法和确定其原因一样重要。

（2）请详细向医生描述疼痛，以便让医生评估疼痛的严重程度。

（3）消炎止痛药物不能作为常规使用。非甾体的消炎止痛药物，如布洛芬和阿司匹林对老年患者会产生明显的副作用，如消化道副作用等。

（4）对轻度至中度的肌肉骨骼疼痛，首先考虑用乙酰氨基酚（泰诺林）治疗。

（5）对重度的疼痛，可使用麻醉性镇痛剂。镇痛剂对缓解中度至重度的疼痛，止痛作用是肯定的。不过，由于病人体质及个体对药物反应的差异，选用此类药物，还必须由医生开处方并判定药物的疗效。

（6）对神经病理疼痛，医生往往运用某些非镇痛剂类的药物，暂时性导致病痛的消失，这类患者需医生的密切观察。

（7）不能单独依靠药物止痛。非药物治疗，包括对患者的健康教育、康复训练及其他相关项目，也可以配合药物治疗单独或联合运用。

（8）当疼痛持续存在时，可考虑运用多种缓解疼痛的综合方法，以达到缓解患者疼痛的目的。

（9）严格控制获得麻醉性镇痛剂的途径。由于麻醉性镇痛剂对患者会形成药物依赖性，因此应该控制该种药物获得的途径。

（10）疼痛个体的健康教育。

二、康复治疗

(一) 物理治疗

(1) 电刺激镇痛疗法：电刺激的强度为一般感觉阈，有舒适感，无疼痛和明显肌肉收缩；包括经皮神经电刺激疗法（TENS）、经皮脊髓电刺激疗法、脊髓刺激疗法等。

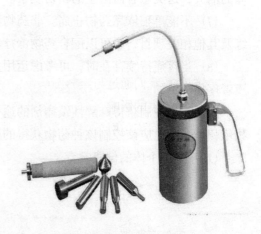

(2) 热疗：可以提高痛阈，减少肌肉痉挛；热疗可扩张血管，增加血液循环，促进炎症吸收；常用的方法有蜡疗、光疗，如红外线、激光等。

(3) 冷疗：可以降低肌张力，减慢肌肉内神经传导速度，从而减轻原发骨关节病变所致的肌肉痉挛；有些严重疼痛病例，热疗和冷疗可交替使用，比单用一种疗效好。

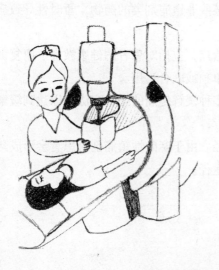

(4) 运动疗法：采用主动和被动运动，改善运动组织（肌肉、骨骼、关节、韧带等）的血液循环和代谢，减缓疼痛。

（5）关节松动术：应用手法使关节的骨端能在关节囊和韧带等软组织的弹性所限范围内发生移动的技术，包括推动、牵拉和旋转。主要作用是通过生物力学与神经反射作用而达到止痛效果（图9-2）。

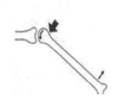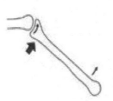

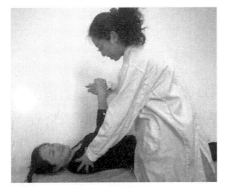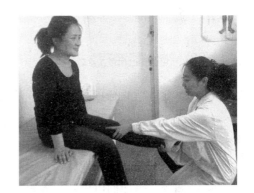

a. 被动运动　凸的法则　　　　　　b. 被动运动　凹的法则

图9-2　松动疗法

（二）心理治疗

心理治疗能减少止痛药的服用量，缓解疼痛，改善机体功能。在药物和物理治疗的同时，我们通过与患者的交流，了解其社会文化背景，以判断其情绪、气质、认知对疼痛的影响，消除对治疗的不利因素。向患者说明治疗疼痛的基本原则，鼓励坚持锻炼，引导患者正确看待所发生的事情和身体感觉，重建对问题的认识与看法，改变对疼痛的反应，提高疼痛的阈值。

（三）传统医学

针灸可以减轻或缓解疼痛，推拿和按摩有助于肌肉的放松，改善异常收缩，纠正关节的紊乱，减轻活动时的疼痛。

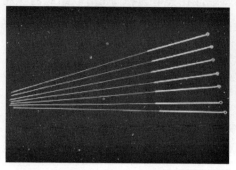

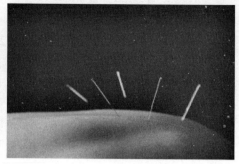

(四) 神经阻滞疗法

　　通过阻断痛觉的神经传导通路,改善血液循环、抗炎等达到镇痛目的。常用方法有经皮用药、痛点注射、腱鞘内注射、关节内注射、椎管内硬膜外给药、神经根封闭等。

　　慢性疼痛不仅是生理性疾病,也是心理及社会性疾病。关爱老人,关注老年人的疼痛问题。给他们以理解、安慰与合理的治疗。让每一位老人每一天都能感受到来自亲人、朋友和社会的温暖;让他们每一天都能少一分痛苦,多一点幸福;让他们每一天都能在欢乐与笑声中度过他们幸福的晚年。

第十章 便 秘

👉 ●典型病例

男性患者，68岁。主因"便秘10年，加重伴腹痛5日"收入院。患者平素大便干燥，排便费力，常自服番泻叶、果导片、麻仁润肠丸缓解症状。近5天排便困难加重，需要用开塞露缓解，伴下腹疼痛，无发热。入院时查体腹软，左下腹压痛明显，无反跳痛及肌紧张，肠鸣音活跃。入院后完善辅助检查，腹部平片提示不全肠梗阻。追问病史，患糖尿病10年。

诊断：不全肠梗阻，便秘，2型糖尿病。给予抗生素抗炎，检测及控制血糖，补液支持治疗，并给予甘油灌肠液、肥皂水灌肠通便等治疗。

分析病例：患者高龄，病史长，饮食过于精细，蔬菜少，对结肠运动的刺激减少。日常运动少，使肠蠕动减慢。滥用泻药，形成药物依赖，菌群失调，造成便秘。血糖控制不佳，高浓度的血糖，对植物神经有损害作用，致胃肠蠕动无力，大便不易排出。另外，患糖尿病时，由于代谢紊乱，蛋白质呈负平衡，以致腹肌和会阴肌张力不足，排便无力。综合分析病情后给予制定个性化康复治疗方案。

主要康复治疗：（1）调整饮食结构、增加粗粮、蔬菜、低糖水果、多饮水；（2）控制血糖平稳达标，应用营养神经的药物如维生素 B_1 等药物；（3）口服胃肠动力药，如吗丁啉和莫沙必利等；（4）补充微生态制剂调节肠道菌群，促进肠道平滑肌收缩，有利排便；（5）必要时给予缓泻药物通便；（6）运动及康复锻炼，快步行走和慢跑，促进肠蠕动，重点加强腹肌力量的锻炼，如收腹抬腿、仰卧起坐等，医疗体操增强腹肌及骨盆肌力量，腹部按摩促进肠蠕动。

患者1周后出院时，腹痛消失，排便困难减轻。嘱咐患者继续康复治疗。在2月后排便基本恢复正常。因此全面分析及认识病情，可针对患者不同的发病因素给予个体化的治疗，取得良好的治疗效果。

第一节　便秘概述

一、定　义

便秘（Constipation）是指排便次数减少、粪便量减少、粪便干结、排便费力等。根据罗马Ⅲ标准定义为（1）排便困难，排硬便，排便频率减少或排便不尽感；（2）每周完全排便少于3次，每天排便量少于35克；（3）全胃肠或结肠通过时间延长。必须结合粪便的性状、本人平时排便习惯和排便有无困难作出有无便秘的判断。慢性便秘是指病程超过6月，且1/4时间内有便秘。慢性便秘可引起腹痛、憩室病、痔疮和肛裂，增加结肠癌的发病率，常伴焦虑、抑郁。

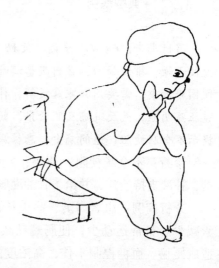

根据肠动力异常的类型，分为慢传输型便秘，出口梗阻型便秘以及混合型便秘。

二、流行病学特征

便秘的易患人群流行病学调查表明，老人、女性、儿童及术后患者是便秘的易患人群，我国便秘的患病率在3%~17%。

便秘的患病率随年龄的增加而上升。老年人便秘者比青壮年要高2~3倍，65岁以上的老年人中，至少有五分之一有便秘症状，其中约有半数老年人要依赖通便的药物。这与年老体衰、活动减少、体质发胖等有关，主要原因为以下几方面：

（1）随着年龄的增长，老年人的消化系统结构也发生改变，如老年人膈肌、腹肌、肛提肌与结肠壁平滑肌收缩能力普遍下降，其排便动力较青壮年人明显下降。

（2）老年人胃肠黏膜萎缩，分泌液减少，易致粪便干燥而排出困难。

（3）老年人精神、神经系统功能减退，排便反射迟钝。

（4）一些老年人患全身性疾病及肛肠疾病，服用某些药物，老年人牙齿脱落，不喜吃含膳食纤维较多的食物，缺少膳食纤维，老年人活动减少，肠蠕动减弱等因素导致老年人易患便秘。

第二节　便秘的病因

便秘的发生与许多不同的疾病或状况有关，目前所知的便秘的病因包括机械性阻塞、神经系统疾病、代谢紊乱及药物毒副作用等。主要分以下几类。

一、先天性病因

本类疾病与结直肠发育异常有关，主要见于成人先天性巨结肠病及与慢性巨结肠病相关的遗传疾病。

（1）结构畸形和发育畸形：如先天性巨结肠病；先天性结肠血管曲张；肛直肠畸形；直肠动静脉发育畸形等。

（2）、肠道肌肉病变：如先天性和退行性肌病；盆底肌肉痉挛综合征；遗传性肠道括约肌病变等。

（3）直肠后肿瘤：先天性囊肿；嵴索瘤；骶前棘膜膨出等。

二、后天性直、结肠病因

后天性的结、直肠和肛门的解剖学改变也是便秘的主要病因，包括机械性梗阻和功能性梗阻两类。

（1）机械性梗阻：见于结、直肠和肛门的肿瘤；溃疡性结肠炎、克隆病、子宫内膜异位症等炎性狭窄；或是憩室性疾病和手术部位狭窄；以及肠扭转造成的便秘。

（2）、功能性梗阻：见于直肠前膨出、盆底肌痉挛综合征、会阴下垂综合征、直肠内套叠、非巨结肠慢传输型便秘及合并巨结肠（直肠）的慢传输型便秘。

三、后天性肠外病因

（一）生活方式

1. 饮食

不良的饮食习惯是便秘常见的病因之一。食物纤维摄入不足将造成粪便密度大、含水少、体积小、排出更困难。如经常食用加工过于精细的米、面，不吃粗粮，蔬菜、水果吃得太少等。进食量过少，肠道中不能产生足够的食物残渣刺激肠蠕动，也易出现便秘，这种情况在厌食症、胃肠道手术后长期不能正常进食的患者中经常出现。过食辣椒等辛辣食物，经常喝酒等也可引起便秘。也有人不吃或很少吃油，造成粪便过于干涩，难以排出，形成便秘。还有些人偏爱吃肉类、油炸食品等不易消化的食物，长期以往也易造成便秘。

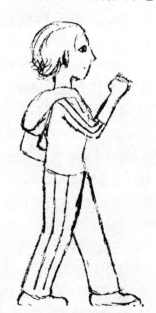

2. 运动

排便时需要多种肌群的协调动作，如果平时不经常运动，腹肌、肛提肌、肠壁平滑肌等力量不足，粪便在肠道内移动减缓，排便动力不足，不能顺利排出大便而导致便秘。

3. 社会习惯

包括睡眠、肠道卫生和生活方式等不良社会习惯也是便秘的病因之一。生活无规律、不良排便习惯、工作紧张、精神压力大等，使排便习惯受到干扰，忽视正常的便意，排便反射受到抑制，粪便在肠道停留时间过长，造成便秘。

（二）生理心理因素

1. 代谢因素

电解质紊乱如低钙或高钙血症，以及尿毒症患者等代谢紊乱均与便秘相关。

铅、砷、汞、磷等中毒，也可引发便秘。

2. 内分泌疾病

内分泌疾病与便秘密切相关。如糖尿病、甲状腺功能减低、甲状旁腺功能亢进、嗜铬细胞瘤、多发性内分泌腺瘤综合征等，可影响肠管平滑肌功能，使肠肌松弛、张力减低，而引发便秘。国内外也有其他一些内分泌疾病，包括甲亢、垂体功能减退、嗜铬细胞瘤和胰高血糖素瘤与便秘有联系的报道。

3. 心理方面

还有不少临床实践和研究中发现，胃肠道功能紊乱（包括便秘）与心理因素有密切关系。

（三）药物因素

使用下列药物会造成便秘，如吗啡、阿片等镇痛剂，氢氧化铝、碳酸钙等含钙、铝的药物，阿托品、颠茄片等抗胆碱能药物，枸橼酸铋剂、果胶铋等含铋制剂，呋塞米、氢氯噻嗪等利尿剂，α-肾上腺素能激动剂，β 受体阻滞剂，钙通道阻滞剂以及一些抗惊厥的药物、铁剂以及长期滥用泻剂等，也能引起便秘。

（四）神经系统疾病

神经系统疾病，如脑性瘫痪、脑脊膜膨出、脊柱损伤、脑梗死、脑萎缩等影响中枢神经系统的疾病可影响肠道的蠕动而出现便秘；此外，工作紧张、久坐、人际关系紧张、家庭不和睦、心情长期处于压抑状态，都可使自主神经功能紊乱，引起肠蠕动抑制而发生便秘。

（五）结缔组织疾病

结缔组织疾病是一类全身多个系统广泛受累的疾病，其中包括胃肠道系统。如多发性肌炎、皮肌炎、硬皮病及混合性结缔组织病等均可见便秘的出现。

（六）其他因素

此外，其他因素包括肠外病变压迫，如腹水、子宫肌瘤、卵巢囊肿、腹腔内肿瘤等均可压迫肠道，使肠腔变窄或影响肠蠕动而发生便秘；肠黏膜应激力减弱如肠炎、痢疾等也是引发便秘的常见原因；另外急慢性发热也可引起便秘的发生。

第三节　便秘的诊断

便秘发病率高、病因复杂，严重时会影响患者的生活质量。应详细了解病史，包括有关便秘的症状及病程、胃肠道症状、伴随症状和疾病，以及用药情况。

一、临床表现

排便次数减少，排便费力，排便不畅，大便干硬，排便不净感，伴有腹痛、腹胀、食欲减退、口臭、腹部不适、恶心呕吐、排便带血、痔疮、肛裂。部分患者还伴有失眠、烦躁等。

二、腹部体征

多无特殊体征，腹部检查可触及软的包块多为充气及痉挛的肠型。如果触及硬包块可能为肿瘤。

三、辅助检查

（1）粪便常规加隐血试验：是排除结、直肠、肛门器质性病变的重要而又简易的常规检查。

（2）肛门直肠指检：简单易行，具有重要的诊断价值。帮助了解粪便嵌塞、肛门狭窄、痔疮或直肠脱垂、直肠癌等，也可了解肛门括约肌的功能状况。

（3）结肠镜检查：近期出现大便习惯改变、便中带血时，全结肠检查可明确是否存在大肠肿瘤的可能。

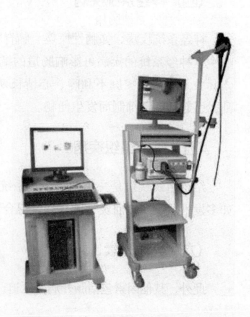

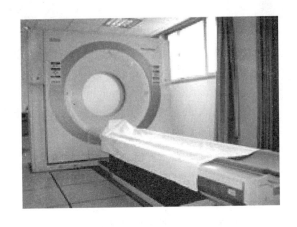

（4）胃肠传输试验（GITT）：常用不透 X 线标志物，早餐时随试验餐吞服 20 个标志物，相隔一定时间后（例如在服标志物后 24 小时、48 小时、72 小时）拍摄腹片一张，计算排出率。正常情况下服标志物后 48~72 小时，大部分标志物已排出。根据腹片上标志物的分布，有助于评估便秘是慢传输型或是出口梗阻型，为一简易、可行的方法。方法包括核素法、超声法、稳定同位素法、呼气试验法。

（5）排粪造影：能动态观察肛门直肠的解剖和功能变化，可了解患者有无伴随的解剖异常，如直肠前膨出、肠套叠等。

（6）肛门直肠测压：常用灌注式测压，分别检测肛门括约肌静息压、肛门外括约肌的收缩压和用力排便时的松弛压、直肠内注气后有无肛门直肠抑制反射出现，还可以测定直肠的感知功能和直肠壁的顺应性等。有助于评估肛门括约肌和直肠有无动力和感觉功能障碍。

（7）结肠压力监测：将传感器放置到结肠内，在相对生理的情况下连续 24~48 小时监测结肠压力变化，可确定有无结肠无力，对治疗有指导意义。

（8）会阴神经潜伏期或肌电图检查：能分辨便秘是肌源性或是神经源性。

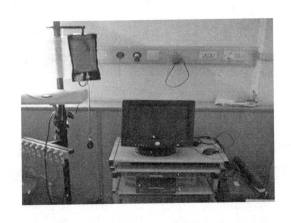

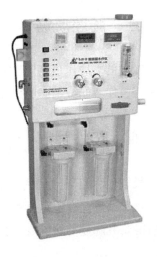

第四节 便秘的危害

便秘对人的全身和局部都会产生许多不良影响，危害人体健康。长期便秘使食物残渣在肠腔内停留过久，易于发酵腐败，产生有害气体，气体大量积聚在肠腔，可使肠管膨胀，静脉血液回流受阻，导致消化功能受到影响。这些气体如果被吸收入血液就可引起头晕、乏力、精神淡漠、食欲减退、心悸、心烦、易怒等一系列全身中毒症状，严重时还会引起贫血和营养不良，促使提前衰老，影响健康。具体便秘的危害表现如下。

一、引起肛肠疾患

便秘时排便困难，粪便干燥，便条粗硬，可直接引起或加重肛门直肠疾患。如直肠炎、肛裂、痔疮等。

二、胃肠神经功能紊乱

便秘时，粪便潴留，产生大量有害物质，这些有害物质的吸收可引起胃肠神经功能紊乱，从而导致食欲不振、腹部胀痛、嗳气、恶心、口苦、肛门排气多等表现。

三、肠腔溃疡

较硬的粪块压迫肠腔，使肠腔狭窄，加之盆腔周围组织结构改变，阻碍了结肠扩张，使直肠或结肠受压缺血，而形成肠腔溃疡，严重者可引起肠穿孔。

四、恶性肿瘤

长期便秘可导致肠内致癌物质长时间滞留不能排除，可诱发直肠癌、结肠癌、乳腺癌等。有资料显示，严重便秘者患结肠癌的比例约为 10%，而且长期便秘可能是乳腺癌的病因之一。

五、诱发心、脑血管疾病发作

便秘可导致老年人生命危险。由于便秘，尤其是中老年人，排便时用力，增加腹压，屏气使劲，造成血压及颅内压增高、迷走神经对心脏的抑制反射等而引发心、脑血管疾病，如心绞痛、心肌梗死、心脏骤停、脑出血、猝死等。

六、影响大脑功能

便秘时粪便长时间滞留于肠道内，粪便中的细菌会产生大量有害物质，如甲烷、酚、氨等有毒气体，这些毒素可以扩散进入中枢神经系统，恶性刺激、伤害大脑功能，表现为记忆力下降，注意力分散，思维迟钝等。长期便秘还可能导致出现抑郁、焦躁不安、孤僻等现象，严重者会引发抑郁症、神经性厌食等精神障碍。对于儿童可以阻碍脑神经的正常传导功能，影响智力和身体的发育。

七、影响妇科泌尿生殖系统

长期便秘易使妇女发生内分泌失调、痛经、阴道痉挛，并产生排尿困难或尿频、尿急、尿痛等尿路感染等症状。

八、引起性生活障碍

由于每次长时间用力排便，使直肠疲劳，肛门收缩过紧及盆腔底部痉挛性收缩，可导致不射精或性欲减退，性生活没有高潮等，长期便秘可致女性出现性趣降低、性冷淡。

九、对皮肤及毛发的影响

便秘会增加体内毒素，导致机体新陈代谢紊乱、内分泌失调及微量元素不均衡，从而出现皮肤色素沉着、皮肤瘙痒、面色无光泽、毛发枯干，并产生黄褐斑、青春痘及痤疮等，长期便秘会使人早衰。

<h1 style="text-align:center">第五节　便秘的评估</h1>

为了做到对便秘患者进行有效的诊治，需要评估引起便秘的病因和诱因、便秘的类型以及程度。

一、病史采集

详细了解病史，包括病因、便秘的症状及病程、伴随症状和疾病，以及用药情况。注意以下方面：

(1) 有无报警症状，如便血、贫血、消瘦、发热、黑便、腹痛等。

(2) 便秘症状特点，便次、便意、是否困难或不畅以及粪便性状。

(3) 伴随的胃肠道症状。

(4) 和病因有关的病史，如肠道解剖结构异常或系统疾病，及药物因素引起的便秘。

(5) 精神及心理状态及社会因素。

三、记录排便日记

记录排便日记包括排便频率、硬度、减轻排便相关症状等。

四、辅助检查

患者如果有报警症状或顽固性便秘，建议进一步行相应检查（见第三节便秘的诊断），彻底评估症状的严重程度。

五、评估表

(一) Cleveland 便秘评分系统

该评分系统（表 10-1）分数从 0~30 分，0 分为正常，30 分为严重便秘。用来评估便秘的治疗效果。

表 10-1　Cleveland 便秘评分系统

项目	分值
大便次数	
1~2 次/1~2 天	0
2 次/周	1
1 次/周	2
<1 次/周	3
<1 次/月	4
困难：排便时很痛苦	
从不	0
很少	1
有时	2
常常	3
总是	4
排空：不完全排空感	
从不	0
很少	1
有时	2
常常	3
总是	4
疼痛：腹痛	
从不	0
很少	1
有时	2
常常	3
总是	4
排便时间：每次排便蹲厕时间（分钟）	
<5	0
5~10	1
10~20	2
20~30	3
>30	4

（续表）

项目	分值
协助排便：协助类型	
没有协助	0
刺激性泻药	1
手指排便或灌肠	2
排便失败：每 24 小时排便不能成功的次数	
从不	0
1~3	1
3~6	2
6~9	3
>9	4
病史：便秘病程	
0	0
1~5	1
5~10	2
10~20	3
>20	4

引自：Agachan F，Chen T，Pfeifer J，Reisman P，Wexner SD. A constipation scoring system to simplify evaluation and management of constipated patients. Dis Colon Rectum 1996；39：681–5.

（二）胃肠道生存质量指数调查表（GIQLI）

该调查表（表 10–2）列出了 36 个问题，每个问题有 5 个选项。具体计分方法是：情况最严重的评分 4 分，最轻者评分 0 分，以此类推。最后将各项计分求和，总分即 GIQLI 评分。健康个体的评分为 125.8±13。此表可以通过不同时间簟评分来评价便秘的治疗效果。

表 10-2　胃肠道生存质量指数调查表

1. 过去 2 周内，有多少时间感到腹部疼痛？
（1）从未；　（2）偶尔；　（3）一部分时间；　（4）大部分时间；　（5）所有时间。

2. 过去 2 周内，有多少时间感到上腹饱胀？
（1）从未；　（2）偶尔；　（3）一部分时间；　（4）大部分时间；　（5）所有时间。

3. 过去 2 周内，有多少时间感到腹部胀气？
（1）从未；　（2）偶尔；　（3）一部分时间；　（4）大部分时间；　（5）所有时间。

4. 过去 2 周内，有多少时间有肛门过度排气？
（1）从未；　（2）偶尔；　（3）一部分时间；　（4）大部分时间；　（5）所有时间。

5. 过去 2 周内，有多少时间出现过度打嗝？
（1）从未；　（2）偶尔；　（3）一部分时间；　（4）大部分时间；　（5）所有时间。

6. 过去 2 周内，有多少时间可闻及肠鸣音？
（1）从未；　（2）偶尔；　（3）一部分时间；　（4）大部分时间；　（5）所有时间。

7. 过去 2 周内，有多少时间感觉肠蠕动频繁？
（1）从未；　（2）偶尔；　（3）一部分时间；　（4）大部分时间；　（5）所有时间。

8. 过去 2 周内，有多少时间感觉食欲佳？
（1）从未；　（2）偶尔；　（3）一部分时间；　（4）大部分时间；　（5）所有时间。

9. 患病使你多大程度上限制着你的饮食？
（1）从未；　（2）偶尔；　（3）一部分时间；　（4）大部分时间；　（5）所有时间。

10. 在过去 2 周内，应对每日压力如何？
（1）极差；　（2）差；　（3）中等；　（4）还好；　（5）很好。

11. 过去 2 周内，有多少时间因为患病感到悲观？
（1）从未；　（2）偶尔；　（3）一部分时间；　（4）大部分时间；　（5）所有时间。

12. 过去 2 周内，有多少时间因为患病感到紧张或焦虑？
（1）从未；　（2）偶尔；　（3）一部分时间；　（4）大部分时间；　（5）所有时间。

13. 过去 2 周内，有多少时间对日常生活感到愉悦？
（1）从未；　（2）偶尔；　（3）一部分时间；　（4）大部分时间；　（5）所有时间。

14. 过去 2 周内，有多少时间因为患病感到沮丧？
（1）从未；　（2）偶尔；　（3）一部分时间；　（4）大部分时间；　（5）所有时间。

15. 过去 2 周内，有多少时间感到疲劳？
（1）从未；　（2）偶尔；　（3）一部分时间；　（4）大部分时间；　（5）所有时间。

16. 过去 2 周内，有多少时间感到不适？
（1）从未；　（2）偶尔；　（3）一部分时间；　（4）大部分时间；　（5）所有时间。

17. 在上周内，夜晚醒来的次数是多少？

（1）每晚；　（2）5~6 次 / 晚；　（3）3~4 次 / 晚；　（4）1~2 次 / 晚；　（5）从未。

18. 患病后，是否因为外表的变化而感到困扰？

（1）非常多；　（2）比较多；　（3）或多或少；　（4）一点点；　（5）无所谓。

19. 患病使你的体力下降了多少？

（1）非常多；　（2）比较多；　（3）多多少少；　（4）一点点；　（5）无。

20. 患病使你的耐受力下降了多少？

（1）非常多；　（2）比较多；　（3）多多少少；　（4）一点点；　（5）无。

21. 患病使你觉得不适的程度有多少？

（1）非常多；　（2）比较多；　（3）多多少少；　（4）一点点；　（5）无。

22. 在过去 2 周内，你能完成多少日常活动（学习、工作、家务）

（1）非常多；　（2）比较多；　（3）多多少少；　（4）一点点；　（5）无。

23. 在过去 2 周内，有多少时间你能参加正常的休闲娱乐？

（1）非常多；　（2）比较多；　（3）多多少少；　（4）一点点；　（5）无。

24. 在过去 2 周内，你对疾病的治疗感到烦恼的程度是多少？

（1）非常多；　（2）比较多；　（3）多多少少；　（4）一点点；　（5）无。

25. 患病多大程度上使你和家人或朋友的关系变糟了？

（1）非常多；　（2）比较多；　（3）多多少少；　（4）一点点；　（5）无。

26. 患病使你的性生活受到多大影响？

（1）非常多；　（2）比较多；　（3）多多少少；　（4）一点点；　（5）无。

27. 过去 2 周内，有多少时间出现反酸或反胃？

（1）从未；　（2）偶尔；　（3）一部分时间；　（4）大部分时间；　（5）所有时间。

28. 过去 2 周内，有多少时间因为进食慢而感到不适？

（1）从未；　（2）偶尔；　（3）一部分时间；　（4）大部分时间；　（5）所有时间。

29. 过去 2 周内，有多少时间感觉吞咽困难？

（1）从未；　（2）偶尔；　（3）一部分时间；　（4）大部分时间；　（5）所有时间。

30. 过去 2 周内，有多少时间感觉大便急迫？

（1）从未；　（2）偶尔；　（3）一部分时间；　（4）大部分时间；　（5）所有时间。

31. 过去 2 周内，有多少时间出现腹泻？

（1）从未；　（2）偶尔；　（3）一部分时间；　（4）大部分时间；　（5）所有时间。

32. 过去 2 周内，有多少时间出现便秘？

（2）从未；　（2）偶尔；　（3）一部分时间；　（4）大部分时间；　（5）所有时间。

（续表）

33. 过去 2 周内，有多少时间感到恶心？
（1）从未；（2）偶尔；（3）一部分时间；（4）大部分时间；（5）所有时间。
34. 过去 2 周内，有多少时间大便带血？
（1）从未；（2）偶尔；（3）一部分时间；（4）大部分时间；（5）所有时间。
35. 过去 2 周内，有多少时间感到胃灼热？
（1）从未；（2）偶尔；（3）一部分时间；（4）大部分时间；（5）所有时间。
36. 过去 2 周内，有多少时间出现大便失禁？
（1）从未；（2）偶尔；（3）一部分时间；（4）大部分时间；（5）所有时间。

第六节　便秘的康复与治疗

便秘需根据轻重、病因和类型，采用综合治疗，包括一般治疗、药物治疗、生物反馈疗法和手术治疗等。

首先采用一般治疗，合理的饮食，如增加膳食纤维含量，增加饮水量以加强对结肠的刺激，并养成良好的排便习惯，如晨起排便、有便意及时排便，避免用力排便，同时应增加日常运动。

一、一般治疗

（一）调整生活方式

养成定时排便的习惯，禁酒，少辛辣，避免滥用药。有便意时需及时排便，避免抑制排便。

（二）提倡均衡饮食、适量增加膳食纤维、多饮水

（1）高纤维饮食：膳食纤维本身不被吸收，能吸附肠腔水分从而增加粪便容量，刺激结肠，促进胃肠蠕动。含膳食纤维丰富的食物有粗粮、蔬菜、水果、豆类。

（2）多饮水：建议每天饮水可在 1500ml 以上，促进胃肠蠕动，帮助粪便排出。

（3）多食润肠通便的食物：蜂蜜、芝麻、干果等。

（三）运动疗法

以医疗体操为主，可配合步行、慢跑和腹部的自我按摩。

（1）医疗体操：主要是增强腹肌及骨盆肌力量。原地高抬腿步行、深蹲起立、腹背运动、踢腿运动和转体运动。肛门–会阴运动、腹肌训练运动、锻炼膈肌运动法、便秘防燥操、五禽戏。

（2）快走和慢跑：可促进肠管蠕动，有助于解除便秘。

（3）深长的腹式呼吸：呼吸时，膈肌活动的幅度较平时增加，能促进胃肠蠕动。

（4）腹部自我按摩：仰卧在床上，屈曲双膝，以肚脐为中心，顺时针方向按揉。每天做 2~3 次，每次 5~10 分钟。按摩前应排空小便，不宜在饭后、过饱或者饥饿情况下按摩腹部。结肠癌便秘患者不宜按摩腹部。

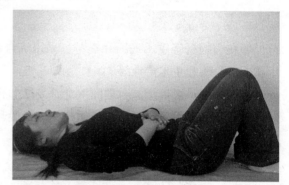

二、药物治疗

（一）泻 剂

（1）容积性泻剂：又称膨松剂，包括车前子制剂、燕麦麸、琼脂、植物纤维、木质素等。吸水后增加容积，到达结肠后被肠道细菌酵解，增加肠内渗透压和阻止肠内水分被吸收，增强导泻作用。起效慢而副作用小、安全。服用时应注意多饮水。

（2）润滑性泻剂：如开塞露、矿物油或液状石蜡，能润滑肠壁，软化大便，使粪便易于排出。开塞露对出口梗阻型便秘效果较好。液体石蜡适用于避免排便用力的患者，如年老体弱、高血压、冠心病、痔疮等便秘患者，但长期使用会导致脂溶性维生素缺乏，故不能长期使用。

（3）盐类泻剂：如硫酸镁、镁乳，过量可引起高镁血症，多数只用于肠道检查前的清肠准备。

（4）渗透性泻剂：常用的药物有乳果糖、山梨醇、聚乙二醇 4000。适用于粪块嵌塞或作为慢性便秘者的临时治疗措施。

（5）刺激性泻剂：如大黄、番泻叶、芦荟、酚酞、蓖麻油等。作用较强烈，不适于长期使用。长期应用可造成结肠黑便病或泻药结肠，引起平滑肌的萎缩和损伤肠肌间神经丛，反而加重便秘，停药后 3~6 月可恢复。

（二）促动力剂

选择性 5-HT4 受体激动药，通过兴奋胃肠道胆碱能中间神经元及肋间神经丛的 5-HT4 受体，刺激乙酰胆碱释放，增强胃肠蠕动收缩。如莫沙必利、伊托必利。

（三）微生态制剂

有助于缓解慢性便秘的症状。作用机理为改善肠道菌群，发酵糖产生大量有机酸，使肠腔内 pH 值下降，促进肠蠕动。如双歧四联活菌片，乳酸菌素片。

（四）中医药治疗

中医认为，便秘病因为燥热内结、津液不足；情志失和，气机郁滞；以及劳倦内伤，身体衰弱，气血不足等。根据病因病机及临床所见，分为热秘、气秘、虚秘、冷秘四类。

（1）中药：通过辨证论治选择适合的方剂，热秘用麻子仁丸，气秘用六磨汤，虚秘中气虚用黄芪汤、血虚用润肠丸，冷秘用济川煎。

（2）针灸：实验证明，针刺足三里、大肠俞、中脘，可加快胃肠蠕动，促进粪便排出。

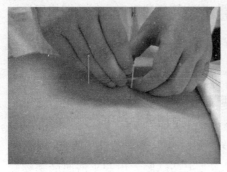 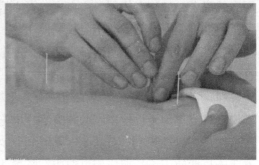

三、生物反馈疗法

生物反馈治疗是一种新兴的生物行为疗法，利用专门的设备，采集自身生理活动信息加以处理、放大，用人们熟悉的视觉或听觉信号显示，让大脑皮质与这些脏器建立反馈联系，通过不断的正反尝试，学会随意控制生理活动，对偏离正常范围的生理活动加以纠正，使患者达到"改变自我"的目的。对于直肠肛门、盆底肌功能紊乱的便秘患者疗效较好。具有相对非侵入性、易忍受、费用低、可在门诊治疗等优点。

四、结肠水疗

如果粪便硬结，停滞在直肠内近肛门口处或患者年老体弱、排便动力较差或缺乏者，可用结肠水疗法。

五、心理疗法

重度便秘患者常有焦虑或抑郁等心理障碍的表现，应予以心理疗法，使患者消除紧张情绪，必要时给予抗抑郁、抗焦虑治疗。

六、手术治疗

对严重顽固性便秘上述所有治疗均无效，若为结肠传输功能障碍型便秘、病情严重者可考虑手术治疗，但真正需要手术治疗的还是属于极少数。外科手术的适应证包括继发性巨结肠、部分结肠冗长、结肠无力、重度的直肠前膨出症、直肠内套叠、直肠粘膜内脱垂等。

第七节 便秘的预防

便秘预防在于建立合理的饮食和生活习惯。养成定时排便的习惯，可晨起饮用凉开水促进排便，避免抑制便意；平时多食用含纤维素多的食物和多饮水，避免久坐不动、多做放松性运动；调节好情绪和心理状态。

(1) 避免进食过少或食品过于精细、缺乏残渣、对结肠运动的刺激减少。

(2) 避免排便习惯受到干扰：由于精神因素、生活规律的改变、长途旅行过度疲劳易引起便秘。

(3) 避免滥用泻药：滥用泻药会使肠道的敏感性减弱，形成对某些泻药的依赖性，造成便秘。

(4) 合理安排生活和工作，做到劳逸结合。适当的运动，特别是腹肌的锻炼有利于胃肠功能的改善，对于久坐少动和精神高度集中的脑力劳动者更为重要。

(5) 养成良好的排便习惯，每日定时排便，形成条件反射，建立良好的排便规律。有便意时不要忽视，及时排便。

(6) 建议患者每天至少喝 1500ml 的水，进行中等强度的锻炼，并养成定时排便的习惯（每天 2 次，每次 15 分钟）。晨起及餐后是最易排便的时间。

(7) 及时治疗肛裂、肛周感染、子宫附件炎等疾病，泻药应用要谨慎。

第十一章 睡眠障碍

☞ ● 典型病例

患者男性，60岁，自诉从5年前开始，即因精神因素引起失眠。近2年来失眠症状明显加重，主要以早醒为主，醒来后难以再次入睡。有时也存在入睡困难，严重时通宵不眠。近1年来则有时刚一入睡即感胸闷憋气而醒，有时打鼾，白天则有头晕、头痛的症状。间断服用地西泮类药物，效果好，但担心成瘾不敢长期使用。经再次详细询问病史，患者承认近两年来情绪低落，对一切感到兴趣索然，感觉"生不如死"，并曾有自杀想法。

体格检查，未见明显异常；精神检查，意识清楚，被动交谈，检查基本合作，食欲差，进食少，情绪低落，兴趣减少，感到大脑迟钝，有自杀观念；甲状腺检查，正常；辅助检查，多导睡眠图检查见睡眠潜伏期长达146分钟，但REM（Rapid eye movement）睡眠潜伏期仅6分钟。全夜觉醒37次，其中75分钟觉醒次数8次，呈明显睡眠片段表现，睡眠效率为38%。NREM（Non-rapid eye movement）/REM周期3次，未见睡眠呼吸障碍及低氧血症；头部CT检查，未见异常；X线胸透，正常。

诊断：情感障碍相关性睡眠障碍。

第一节 睡眠障碍概述

根据中国睡眠研究会近期一项网络调查结果显示，在1.2万人有睡眠问题的受访者中，中老年占18.8%，其中77.28%患者为慢性失眠。我国中老年工作人群的睡眠健康问题不容忽视。为唤起全民对睡眠重要性的认识，2001年，国际精神卫生和神经科学基金会发起了一项全球性睡眠和健康计划的活动，将每年初春的第一天——3月21日定为"世界睡眠日"。此项活动的重点在于引起人们对睡眠重要性和睡眠质量的关注。"世界睡眠日"之所以定在每年初春第一天，是因为季节变换的周期性和睡眠的昼夜交替规律都与我们的日常生活息息相关。2003 年中国睡眠研究会把"世界睡眠日"正式引入中国。2011 年中国睡眠研究会根据中国当前中老年人群的睡眠健康状况及其身心健康，提出"关注中老年睡眠"的主题，以唤起全社会对该群体睡眠健康的重视。

一、睡眠障碍的定义

人的一生有三分之一的时间是在睡眠中度过的，如果一个人活到 90 岁，则约有 30 年的时间在睡眠中度过。对睡眠的需要个体之间的差别很大，一般地说，随着年龄的增长，对睡眠的需求也不同。青少年由于生长发育的需要睡眠时间较长，60 岁以上老年人的睡眠较年轻人少，每天约需 7 个小时。随着年龄的增长睡眠的需要量减少，但同龄男女之间睡眠时间无明显差别。

睡眠障碍（Sleep disorder）是指个体由于心理和环境因素的影响，或由于各种精神疾病、神经系统疾病、躯体疾病的影响，或由于各种药物和精神活性物质的影响，所产生的睡眠发动和维持障碍（disoder of initiating and maintaining sleep，DIMS）、过度睡眠障碍（disoders of excessive somnolence，DOES）、睡眠觉醒节律障碍（sleep-wake schedule disorders）以及与特定睡眠阶段有关的各种功能障碍总称。睡眠依脑电波及其他生理变化，可分为动眼期及非动眼期，而非动眼期又可分为浅睡眠期（第一期及第二期）和深睡眠期（第三期和第四期）。随着年龄的增加，总睡眠时数及深睡眠期会随之减少，然而睡眠中的频率却随之增加，有些老人睡眠周期也会提早，晚餐后就想就寝且天未亮就起床。睡眠障碍是老年人最常见的症状之一，长期反复睡眠障碍会影响老年人原发病的治疗和康复，加重或诱发某些躯体疾病，是威胁老年人身心健康的重要因素。

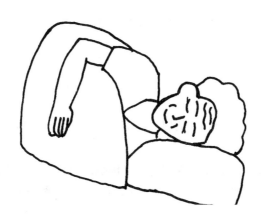

二、睡眠障碍分类与诊断标准

睡眠医学近年来发展迅速，已经逐渐发展为独立的医学分支。美国睡眠研究会于 1990 年和 2005 年分别发布了《国际睡眠疾病诊断和分类标准》（the international classification of sleep disorder，ICSD）第一版和第二版。本章采用《中国精神疾病分类与诊断标准》中有关睡眠障碍与觉醒障碍的分类（CCMD-2-R）。将老年人睡眠障碍分为四类：睡眠的启动与维持困难（失眠）、白天过度睡眠（嗜睡）、24 小时睡眠-觉醒周期紊乱（睡眠-觉醒节律障碍）以及睡眠中的异常活动和行为（睡行症、夜惊、梦魇）。老年人最常见的睡眠障碍是夜间失眠、白天睡眠过多和睡眠-觉醒节律障碍。老年期睡眠障碍也可以分为原发性睡眠障碍和继发性睡眠障碍。

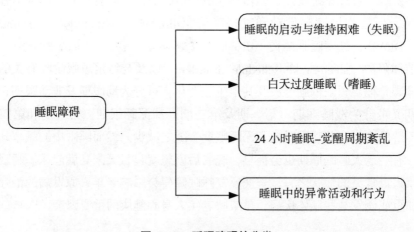

图 11-1　睡眠障碍的分类

（一）失眠症

失眠症（insomnia）是指睡眠的启动和维持障碍，致使睡眠质量不能满足个体需求的一种状况。失眠有很多形式，包括入睡困难、睡眠不深、易醒、多梦早醒、再睡困难、醒后不适或疲乏感，或白天困倦。失眠可引起焦虑、抑郁或恐怖心理，并导致精神活动效率下降，妨碍社会功能。患病率为 10%~15%。

1. 失眠的原因

（1）急性应激是失眠的主要原因，主要有一过性兴奋、思虑、精神紧张、近期居丧、躯体不适、睡眠环境的改变、时差反应等。若得不到及时调整，失眠持续一个月以上就转变为慢性失眠。

（2）药物引起的失眠。兴奋性药物可引起失眠，如咖啡因、茶碱、甲状腺素、可卡因、皮质激素和抗震颤麻痹药。某些药物对睡眠有干扰作用，如拟肾上腺素类药物常引起头痛、焦虑、震颤等。镇静作用的药物产生的觉醒–睡眠失调。撤药反应引起的反跳性失眠等。

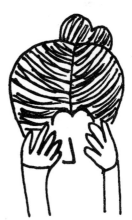

（3）心理失眠是由于过度的睡眠防御性思维造成的，常由于过分关注自己的入睡困难，担忧，以至思虑过度、兴奋不安或焦虑烦恼。在他们试图入睡或继续再睡时，相应的沮丧、愤怒和焦虑使他们更加清醒以致难以入睡。此类失眠占失眠总数的30%。

（4）精神疾病引起的失眠。精神疾病引起的失眠，如躁狂症因昼夜兴奋不安而少眠或不眠以及抑郁症导致的早醒。

2. 临床表现

失眠主要表现为入睡困难、睡眠不深、易醒和早睡、醒后再次入睡困难，还有些表现为睡眠感的缺失。以入睡困难最多见，常并发焦虑情绪。对失眠的恐惧和对失眠所致的后果的过分担心反而加重了失眠，失眠者常陷入这样的恶性循环。长期失眠可导致情绪不稳、个性改变。长期以饮酒或使用镇静药物来改善睡眠者还可引起乙醇和 / 或药物依赖。

3. 诊断与鉴别诊断

（1）诊断：对非器质性失眠症的诊断需要考虑以下问题。

①主诉是入睡困难、难以维持睡眠或睡眠质量差。

②这种睡眠紊乱每周至少发生三次并持续一月以上。

③日夜专注于失眠，过分担心失眠的后果。

④睡眠的量和 / 或质的不满意引起了明显的苦恼或影响了社会及职业功能。

（2）鉴别诊断：需排除其他躯体疾病，如周围神经炎，风湿关节炎或恶性肿瘤；也要排除精神障碍症状导致的继发性失眠，如焦虑症常见的入睡困难，抑郁症常见的早醒。

（二）嗜睡症

嗜睡症（hypersomnia）又称原发性过度睡眠。是指在日间难以保持觉醒和警觉度，以致患者在不适宜的时间和场合突然入睡。目前病因不明。未见流行病学调查资料，临床上很少见。

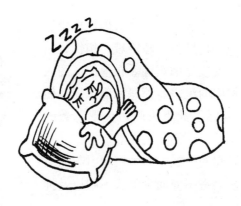

1. 临床表现

此症表现为在安静或单调环境下，经常困乏嗜睡，并可不分场合甚至在需要十分清醒的情况下，也出现不同程度、不可抗拒的入睡。其原因并非是睡眠不足、药物、酒精、躯体疾病所致，也非某种精神障碍（如精神衰弱、抑郁症）所致。过多的睡眠引起显著痛苦，社交、职业及其他重要功能损害。常有认知和记忆功能障碍，表现为记忆减退，思维能力下降，学习新鲜事物出现困难，甚至意外事故发生率增多。很多老年人不用"瞌睡"，而是用"疲倦"来形容自己的嗜睡感。嗜睡可见于很多睡眠障碍，最为常见的是睡眠相关呼吸障碍，还包括发作性睡病（原发性和继发性）、特发性嗜睡症、长睡眠者、药物和精神活性物质所致嗜睡以及躯体障碍所致的嗜睡等，睡眠呼吸障碍在老年人的发病率明显高于其他年龄段人群。

2. 诊断与鉴别诊断

诊断的主要根据是白天睡眠过多，或有睡眠发作；不存在睡眠时间不足；不存在从唤醒到完全清醒的时间延长或睡眠中呼吸暂停；无发作性睡病的附加症状

（如猝倒症、睡眠瘫痪、入睡前幻觉、睡前幻觉等）。患者为此明显感到痛苦或影响社会功能。几乎每天发生，并至少一个月。不是由于睡眠不足、药物、酒精、躯体疾病所致，也不是某种精神障碍症状的组成部分。

（三）睡眠－觉醒节律障碍

睡眠–觉醒节律障碍（wake sleep rhythm disorders）是指睡眠–觉醒节律与常规不符合而引起的睡眠紊乱。本病多见于成年人，儿童期或青少年发病者少见。

1. 病因

（1）生活节律失常：长期形成的习惯与本病发生有关，常出现在夜间工作和生活无规律的人群中。这是因工作需要的原因所致的生物钟、大脑动力定型的改变导致的紊乱。

（2）心理社会的压力：约 1 / 3 的患者病前存在生活事件，如人际关系、学习负担、求职、环境变化等造成的压力导致焦虑情绪，推迟入睡时间、易醒、早醒而使整个节律紊乱。

2. 临床表现

睡眠–觉醒节律紊乱反常。有的睡眠时相延迟，比如患者常在凌晨入睡，下午醒来；有的入睡时间变化不确定，总睡眠时间也随入睡时间的变化而长短不一；有时可连续 2~3 天不入睡，有时整个睡眠时间提前，过于早睡。患者多伴有忧虑或恐惧心理，并引起精神活动效率下降，妨碍社会功能。

3. 诊断

患者的睡眠–觉醒节律与环境和大多数人所要求的节律不一致，使其在主要的睡眠时段内失眠，在应该清醒时段出现嗜睡。为此患者明显感到苦恼或社会功能受损。几乎每天发生，并至少持续一个月。应排除躯体疾病或精神障碍（如抑郁症）导致的继发性睡眠–觉醒节律障碍。

（四）睡行症

睡行症（sleep walking disorders）过去习惯称为梦游症。是指一种在睡眠过程尚未清醒时起床在室内或户外行走，或做一些简答活动的睡眠和清醒的混合状态。发作时难以唤醒，刚醒时意识障碍，定向障碍，警觉性下降，反应迟钝。

1. 临床表现

患者在入睡后不久，突然从床上起来四处走动，常双目向前凝视，一般不说话，询问也不回答。患者可有一些复杂行为，如能避开前方的障碍物，能劈柴、倒水、开抽屉等。但难于被唤醒，常持续数分钟到数十分钟，然后自行上床，或被人领回床上再度入睡。待次日醒来，对睡行经过完全遗忘。睡行多发生于入睡后不久，发作时脑电图可出现高波幅慢波。但在白天及夜间发作时脑电图正常。多能自动回到床上继续睡觉。通常出现在睡眠的前三分之一段的深度睡眠。次日醒来对发生经过不能回忆。

2. 诊断与鉴别诊断

反复发作的睡眠中起床行走。发作时睡行者表情茫然，目光呆滞，对别人的招呼或干涉行为相对缺乏反应，要使病人清醒相当困难；发作后自动回到床上继续睡觉或躺在地上继续睡觉；尽管在发作后的苏醒初期，可有短暂意识和定向障碍，但几分钟后，即可恢复常态，不论是即刻苏醒或次晨醒来均完全遗忘。不影响日常生活和社会功能。

（五）夜 惊

夜惊（sleep terror）是指一种常见于儿童的睡眠障碍，主要为反复出现从睡眠中突然醒来并惊叫的症状。通常发生在睡眠前三分之一阶段。

夜惊患者常常在睡眠中突然惊叫，大喊伴有惊恐表情和动作，以及心率增快，呼吸急促、瞳孔扩大等自主神经兴奋症状。通常在夜间睡眠后较短时间内发作，每次发作持续 1~10 分钟。难以唤醒，醒后出现意识和定向障碍，不能说出梦境内容，对发作不能回忆。

在诊断时需要排除器官性疾病（如痴呆、脑瘤、癫痫等）导致的继发性夜惊发作，也需排除热性惊厥和癫痫发作。

（六）梦 魇

梦魇（nightmares）是指在睡眠中被噩梦突然惊醒，引起恐怖不安，心有余悸的睡眠行为障碍。发病率儿童为 20%，成人 5%~10%。

儿童在白天听恐怖故事，看恐怖电影后，常可发生梦魇。成人在应激事件后，如遭遇抢劫、强暴等灾难性事件后可经常发生噩梦和梦魇。睡眠姿势不当也可发生梦魇，如睡眠时手臂压迫胸部会感觉透不过气来，出现憋气、窒息、濒临死亡的梦魇。有些药物如镇静催眠剂等常引起梦魇，突然停用镇静安眠药物可能诱发梦魇。

梦魇的梦境多是处于危险境地，使患者恐惧、紧张、害怕、呻吟、惊叫或动弹不得直到惊醒。一旦醒来就变得清醒，对梦境中的恐怖内容清晰回忆，并处于惊恐之中。通常在夜间睡眠的后期发作。

偶尔发生梦魇属于自然现象，不需特殊处理。对发作频繁者，应予以干预。首先，要对因处理，在睡前不看恐怖性书籍和电影，缓慢停用镇静安眠药，睡前放松调整姿势以保证良好睡眠。由生活应激事件引起的梦魇要采用心理治疗的方法，使其了解梦魇产生的原因，正确认识梦魇以消除恐怖心理。

三、睡眠障碍的流行病学

世界卫生组织提出，发达国家或地区 65 岁以上为老年人，发展中国家或地区 60 岁以上为老年人。在现代工业社会，人们的平均寿命已超过了 75 岁，老年人的睡眠也变得越来越重要。2000 年美国人口调查显示，65 岁以上人群已接近 3500 万，而到了 2030 年，这一数字将达到 7000 万。睡眠问题将随着年龄的增长而增加。大约有 40% 的老年人有某种睡眠问题。我国为发展中国家，60 岁以上老年人口每年以 3.2% 的速度增长，2000 年 60 岁以上人口占总人口比例已超过 10%，预计到 2050 年将达 4 亿，占总人口比例的 25%。随着社会的老龄化，因退休、独居、健康状况下降、丧偶等事件的发生，老年人睡眠障碍的发生率将不断升高。由于睡眠障碍的定义、诊断标准及调查方法的不同，老年人睡眠障碍的发生率有一定的差异。在美国 65 岁以上人群中，88% 存在入睡困难、觉醒次数多和早醒。2002 年国际精神卫生和神经学基金会（IFMHN）调查显示，我国人群中有 45.5% 存在睡眠问题，其中老年人占 56.7%。国内外研究一致发现，老年人睡眠障碍的发生率女性高于男性，且随着年龄的增长，睡眠障碍发生率呈增长趋势。我国是世界上老龄人口最多的国家，目前老龄人口已经超过我国总人数的 10% 以上。1990 年 WHO 提出"健康老龄化"的战略目标，老年人的心身健康越来越受到普遍的关注和重视。睡眠障碍是困扰老年人的常见病症之一，长期慢性或严重的睡眠障碍严重危害老年人的健康。根据国外资料显示，65 岁以上的老年人群中，半数以上有睡眠障碍。国内虽无完整的统计资料，但此类问题也十分普遍。

第二节 睡眠障碍的病因

老年人睡眠障碍的发生，不仅受到中枢神经系统老化因素的影响，而且还有许多导致老年人群发生睡眠障碍的其他因素，包括内源性睡眠、外源性睡眠、主观性睡眠障碍以及躯体疾病相关的睡眠障碍，既可以是正常衰老的表现或者来自不良的睡眠习惯，也可以是某些疾病引致。老年人的睡眠障碍原因与年轻人不同，老年人常常是躯体因素而非心理因素所致，包括年龄增加、健康水平下降，心脏病、脑卒中、癌症、疼痛、呼吸障碍和夜间多尿综合征等；老年人则常常是焦虑和抑郁引起。老年睡眠障碍是在增龄所致的睡眠能力障碍基础上，由以下常见原因所致。

一、生理老化原因

增龄引起的脑老化，导致老年人睡眠变化，出现入睡时间延续长，觉醒次数增加，NREM 睡眠的 1、2 期增多，3、4 期减少和睡眠时相前移，昼夜节律障碍可能是 60 岁以上的老人睡眠障碍的常见而且有意义的原因。

二、不良睡眠和生活习惯

饮食因素不当，如睡前饮用咖啡、饮茶、吸烟、吃零食和饮酒等，造成神经兴奋难以入睡和易醒、睡眠过晚等不良习惯也是重要的原因。

三、睡眠环境影响

老年人居住处的室温过高或过低，噪音过大，光线过强以及卫生条件差等影响睡眠。

四、躯体疾病原因

老年人群躯体疾病较多，使用的药物和治疗都能影响睡眠。如前列腺疾病导致的夜尿增多，频繁起床小便；皮肤疾病引起的瘙痒；老年人骨质增生、骨关节炎所致的疼痛和不适；睡眠呼吸异常，包括睡眠呼吸暂停综合征、夜间哮喘等呼吸系统疾病，因咳嗽、咳痰、气急和缺氧等影响睡眠。

五、神经系统疾病

脑血管病、帕金森病以及癫痫等常见的老年人神经系统也是老年期睡眠障碍的原因。

六、心理和精神疾病因素

老年人群是精神心理障碍的好发人群。特别是抑郁、焦虑性疾病以及老年性痴呆、血管性痴呆都可以表现出特征性的睡眠障碍。

七、医源性因素

许多药物都能影响睡眠，如应用利尿药导致频繁排尿影响睡眠，应用肾上腺素药物高度刺激交感神经系统，兴奋而难以入睡，经常服用催眠药物的患者突然撤药可以导致停药性失眠，服用异烟肼、苯妥因钠等药物也有睡眠障碍的不良反应。

八、家庭和社会因素

社会因素对老年人睡眠影响比其他任何因素影响大。据统计老年人离退休后社会地位和角色发生变化，30%~36%的老年人出现心理不适应感、失落感、衰老感、被遗忘感等，出现焦虑、抑郁、急躁、多疑、自卑和易激动等心理反应而发生睡眠障碍。一些老年人的家庭因素，如丧偶、子女离异、家庭不和、生活拮据，或者子女家庭虐待等产生强烈的孤独感和被冷落感，易导致慢性强烈的情绪反应，也影响睡眠。

九、其 他

某些不明因素，既非疾病也非生理现象，如老年人下肢痉挛。有研究表明，夜间肌阵挛和昼夜节律障碍与睡眠呼吸暂停更相关。

许多研究发现，长期失眠者血中微量元素锌和铜含量较低，应补充微量元素锌和铜，不安腿综合征可能与缺钙有关。特别是老年人钙元素大量流失，更要注意钙元素的补充。此外，色氨酸对慢性失眠有效，色氨酸在人体内代谢生成 5-羟色胺，它能够抑制中枢神经兴奋度，产生一定的困倦感，同时，5-羟色胺在人体内进一步可转化生成褪黑素，褪黑素被证实有确切的镇静和诱发睡眠作用。

尽管老年人中睡眠障碍的最常见症状是失眠和白天睡眠过多，但原因并不相同，它可以是正常衰老的表现，也可以是不良睡眠习惯造成的，当然，也可以是一些疾病的表现之一，更可能是多因素作用所致，因而，对于老年人睡眠障碍应重视病因的鉴别。

第三节　睡眠障碍的危害与评定

一、危　害

研究证明，持续的睡眠不足可导致思考能力及记忆力减退、警觉力与判断力下降、免疫力低下、内分泌紊乱、焦虑、烦躁，最终导致疾病的发生，如极易引起高血压、心脑血管疾病、情感性精神病，加重与年龄有关的慢性疾病的严重程度，增加中老年妇女冠心病周期性发作的危险因素。睡眠障碍是威胁老年人身心健康的重要因素，可导致老年人慢性病的增加或加重，住院率及住院费用支出的增加，对家庭成员看护的需求增加等，不仅严重影响老年患者的生活质量和躯体健康，还会给社会、家庭带来巨大的负担。

失眠是最常见的睡眠障碍，通常指入睡困难、继续困难（包括夜间易醒或入睡困难）或早醒，导致病人感觉睡眠不足或质量下降，不能满足日常生理需要，持续 3 周以上者，即为失眠。随着现代社会生活节奏加快，年龄增长，失眠患者增加，慢性失眠严重影响病人生活质量以及工作能力，任其发展，常常能够进一步加重，而引起很多其他病症，如高血压，冠心病等。因此，失眠是必须引起足够重视的健康问题，但偶尔出现一两次的睡眠障碍，不必惊慌，因为在我们的日常生活中，任何人都会遇到睡眠障碍。

失眠是常见病、多发病，全球约 30% 人群有睡眠困难，约有 10% 以上存在慢性失眠。我国卫生部的一份统计资料显示，失眠发病率高达 40% 之多。失眠给全球经济、环境和人类的生命安全带来巨大的影响。例如，我国日益增加的交通事故多属于驾驶者缺睡或与失眠有关。老年人因身体各系统生理功能衰退，以及可能存在的某些慢性疾病（如高血压、糖尿病、心脏病或神经系统疾病等）和长期使用治疗慢性病的药物，这些因素都可能对睡眠产生干扰；或因退休、丧偶、独居或经济压力等产生的精神心理问题，睡眠卫生不良、夜尿增多、增龄所致的睡眠能力减退、白天嗜睡过多等亦是导致睡眠障碍的因素。此外，在老年人中常同时存在能够引起失眠的其他类型，如：睡眠呼吸暂停综合征、不安腿综合征、REM 睡眠行为障碍综合症和日落综合征等。这些对于老年人来说也增加了死亡的机率。

瑞典医学研究人员发现，睡眠不足还会引起血中胆固醇含量增高，使得发生心脏病的机会增加；人体的细胞分裂多在睡眠中进行，睡眠不足或睡眠紊乱会影响细胞的正常分裂，因此有可能产生癌细胞的突变而导致癌症的发生。如果连续两个晚上不睡觉，血压会升高；如果每晚只睡 4 个小时，其胰岛素的分泌量会减少，导致糖耐量降低，而连续一周出现失眠，就足以使健康人出现糖尿病的前驱症状。失眠还会使人的植物神经功能发生紊乱，一旦发生紊乱，人的注意力就不容易集中。失眠还会改变身体原有的生物钟，使机体的胃肠道功能和心肺功能受到影响，出现食欲减退等症状。

长期失眠还会使免疫力下降，体质减弱，降低了对疾病的抵抗力，引发多种潜在疾病；进而导致更快衰老，寿命缩短。因此，失眠极大地影响了患者的工作、学习和生活。失眠危害性与并发症的危害是显而易见的。

二、评　定

老年人睡眠障碍的原因错综复杂，既有社会性因素，也有本人的行为因素。可以是正常衰老的结果，也可以是慢性疾病、不良睡眠习惯、某些未发现的疾病导致，或是这些因素联合作用的结果。因此需综合考虑各方面的因素，详细了解患者的既往病史、用药情况、药物副作用，及酒、咖啡因的应用，有无引起睡眠障碍的社会心理因素。与患者的床伴进行交谈，以确定患者的睡眠习惯，日间睡眠情况，睡眠中有无打鼾、呼吸及异常行为等。必要时做心理测验、神经精神病学评定及躯体检查。此外，多导睡眠图对睡眠障碍的确定有一定的帮助。而且还可以采用其他的客观评价方法，如夜帽、微动敏感床垫、肢体活动电图、唤醒标记仪、清醒状态维持试验、电子瞳孔描记仪、体重指数等。另外，需对总睡眠量，睡眠时机的选择及日间功能进行综合评定。最后根据其临床症状、病程、治疗理由和求医主次而定。一般来说，最好将特异的睡眠障碍诊断与尽可能多的其他相关诊断并列在一起，以便充分描述该病例的精神病理或病理生理状况。目前常用的量表有阿森斯失眠量表、匹斯堡睡眠质量指数量表（PSQI），可进行自我检测。

（一）阿森斯失眠量表

用于记录您对遇到过的睡眠障碍的自我评估，对于以下列出的问题，如果在 1 个月内每周至少 3 次出现在您身上，就请您在相应的自我评估结果项目上打√。

1. 入睡时间（关灯后到睡着的时间）

0 分：没问题；1 分：轻微延迟；2 分：显著延迟；3 分：延迟严重或没有睡觉。

2. 夜间苏醒

0 分：没问题；1 分：轻微影响；2 分：显著影响；3 分：严重影响或没有睡觉。

3. 比期望的时间早醒

0 分：没问题；1 分：轻微提早；2 分：显著提早；3 分：严重提早或没有睡觉。

4. 总睡眠时间

0 分：足够；1 分：轻微不足；2 分：显著不足；3 分：严重不足或没有睡觉。

5. 总睡眠质量（无论睡多长）

0 分：满意；1 分：轻微不满；2 分：显著不满；3 分：严重不满或没有睡觉。

6. 白天情绪

0 分：正常；1 分：轻微低落；2 分：显著低落；3 分：严重低落。

7. 白天身体功能（体力或精神：如记忆力、认知力和注意力等）

0 分：足够；1 分：轻微影响；2 分：显著影响；3 分：严重影响。

8. 白天思睡

0 分：无思睡；1 分：轻微思睡；2 分：显著思睡；3 分：严重思睡。

答案：总分小于 4：无睡眠障碍；总分在 4~6：可疑失眠；总分在 6 分以上：失眠。总分范围 0~24 分，得分越高，表示睡眠质量越差。

（二）匹斯堡睡眠质量指数量表

适用于睡眠障碍患者、精神障碍患者的睡眠质量评价、疗效观察、一般人群睡眠质量的调查研究，以及睡眠质量与身心健康相关性研究的评价工具，有助于鉴别暂时性和持续性的睡眠障碍。

指导语：下面一些问题是关于您最近 1 个月的睡眠情况，请选择填写最符合您近 1 个月实际情况的答案。请回答下列问题：

1. 近 1 个月，晚上上床通常____点钟。

2. 近 1 个月，通常早上____点起床

3. 近 1 个月，每夜通常实际睡眠____小时（不等于卧床时间）

对下列问题请选择 1 个最适合您的答案：

4. 近一个月，因下列情况影响睡眠而烦恼：

（1）入睡困难（30 分钟内不能入睡）

A. 无　　B. ＜1 次 / 周　　C. 1～2 次 / 周　　D. ≥3 次 / 周

（2）夜间易醒或早醒

A. 无　　B. ＜1 次 / 周　　C. 1～2 次 / 周　　D. ≥3 次 / 周

（3）夜间去厕所

A. 无　　B. ＜1 次 / 周　　C. 1～2 次 / 周　　D. ≥3 次 / 周

（4）呼吸不畅

A. 无　　B. ＜1 次 / 周　　C. 1～2 次 / 周　　D. ≥3 次 / 周

（5）咳嗽或鼾声高

A. 无　　B. ＜1 次 / 周　　C. 1～2 次 / 周　　D. ≥3 次 / 周

（6）感觉冷

A. 无　　B. ＜1 次 / 周　　C. 1～2 次 / 周　　D. ≥3 次 / 周

（7）感觉热

A. 无　　B. ＜1 次 / 周　　C. 1～2 次 / 周　　D. ≥3 次 / 周

（8）做噩梦

A. 无　　B. ＜1 次 / 周　　C. 1～2 次 / 周　　D. ≥3 次 / 周

（9）疼痛不适

A. 无　　B. ＜1 次 / 周　　C. 1～2 次 / 周　　D. ≥3 次 / 周

（10）其他影响睡眠的事情

A. 无　　　B. ＜1次／周　　　C. 1~2次／周　　　D. ≥3次／周

如有下列问题，请说明：

5. 近一个月，总的来说，您认为自己的睡眠质量

A. 很好　　B. 较好　　　　　C. 较差　　　　　　D. 很差

6. 近一个月，您用药物催眠的情况

A. 无　　　B. ＜1次／周　　　C. 1~2次／周　　　D. ≥3次／周

7. 近一个月，您常感到困倦，难以保持清醒状态吗?

A. 无　　　B. ＜1次／周　　　C. 1~2次／周　　　D. ≥3次／周

8. 近一个月，您做事情的精力不足吗?

A. 没有　　B. 偶尔有　　　　C. 有时有　　　　　D. 经常有

9. 近一月有无下列情况（请询问同寝室的人）

（1）高声打鼾

A. 无　　　B. ＜1次／周　　　C. 1~2次／周　　　D. ≥3次／周

（2）睡眠中较长时间的呼吸暂停

A. 无　　　B. ＜1次／周　　　C. 1~2次／周　　　D. ≥3次／周

（3）睡眠中腿部抽动或痉挛

A. 无　　　B. ＜1次／周　　　C. 1~2次／周　　　D. ≥3次／周

（4）睡眠中出现不能辨认方向或模糊的情况

A. 无　　　B. ＜1次／周　　　C. 1~2次／周　　　D. ≥3次／周

（5）睡眠中存在其他影响睡眠的特殊情况

A. 无　　　B. ＜1次／周　　　C. 1~2次／周　　　D. ≥3次／周

使用和统计方法：PSQI用于评定被试者近一个月的睡眠质量，由19个自评和5个他评条目构成，其中18个条目组成7个成分，每个成分按0~3等级计分，累计各成分得分为PSQI总分，总分范围为0~21，得分越高，表示睡眠质量越差。被试者完成试问需要5~10分钟。

第四节　睡眠障碍的预防与治疗

一、睡眠障碍的预防

1. 作息规律，按时就寝

人的身体和时钟一样，有一定的规律，医学上称生物钟。午睡最好从下午 1 点开始，晚上 10 到 11 点上床睡觉，约有一个半小时可进入深睡眠状态。人的深睡眠一般在晚上 10 点到凌晨 3 点，这样安排比较符合睡眠规律。

2. 睡前适量进食

睡前吃些牛奶、干豆、面食或蔬菜，加少许鸡肉、鱼肉，可以促进大脑分泌血清素，起到放松肌肉、镇静安眠的作用；酸奶等富含钙的食物与血清素有协同作用；含镁较高的有香蕉、燕麦片，茄子、西红柿和芹菜也有助于睡眠。空腹和过饱都会导致睡眠不安。

3. 睡前洗个温水澡

水温以 35～40℃为宜，39℃最合适，能舒筋活血，提高体温，有利于睡眠。睡前温水泡脚，有同样的功效。

4. 室温适中，通风透气

人与自然息息相关，卧室适宜通风透气，室内温度以 20~24℃有利于睡眠。

5. 注意睡向，头北脚南

科学家发现，地球的磁场对人的睡眠有直接影响，头朝北，脚朝南，睡得比较安稳。

6. 枕头软硬度、高度适中

枕头以软硬度适中，稍有弹性为好。枕头太硬，头颈与枕接触的相对压力增大，引起头部不适；枕头太软，则难以维持正常高度，使头颈部得不到一定支持而疲劳；枕头弹性太大，则头部不断受到外部弹力的作用，易产生肌肉的疲劳和损伤。因此，一般枕芯多选用稻谷壳、荞麦皮、木棉、羽毛片、散泡沫胶等，软硬适宜，略有弹性，对睡眠和健康都有益处。枕头的高度和质地影响头部的血液供给和睡眠质量。成人 10~15 厘米、儿童 7~8 厘米较符合生理要求，可使面部、颈部的肌肉放松，有利于睡眠。

7. 睡前不贪杯，无醉酒

有些人认为"一醉解千愁"，饮酒能使人较快的入睡。但临床观察表明，酒后易早醒，半夜醒来后就不易再入睡，特别是老年人更加明显，所以，以酒安眠的认识是错误的。此外，睡前应忌喝咖啡，少浓茶，咖啡和茶都含有丰富的咖啡因，有兴奋中枢神经系统的作用。

8. 心理健康，随遇而安

平时注意心理卫生，消除紧张、抑郁等不良情绪。首先，要正视现实，知足常乐，老年人应正确对待欲望与现实的关系。其次，克服不良个性，如固执、偏激、暴躁、多疑、孤僻、神经过敏等，这些不良个性会与周围成员发生矛盾，应努力克服，渐渐改变。第三，保持乐观、稳定的情绪，老年人一定要努力学会自我调整情绪，遇事不焦躁、冷静处理，特别是对小事要豁然大度，保持乐观、开朗。第四，消除孤单，孤单感是老年人精神上的极大障碍，可以导致自卑、伤感、空虚、焦虑等不良情绪。因此，要引导老年人防止自卑，在生活中培养新的兴趣爱好，尽晚年之力，余热暖人，并从中得到良好的感受。

9. 加强体育锻炼

白天注意要有适当的运动，过度运动和不运动都易造成失眠。老年人根据自己的身体情况，量力而行，适当地参加一些体育锻炼，如练功、打拳、舞剑、慢跑、散步、广播操、老年人迪斯科舞等，只要持之以恒，都可以使老年人精力充沛，延缓身心衰老。

10. 睡前保健操

（1）十指梳头：双手十指屈曲呈爪状，以十指指尖接触头皮，从前额发际处向后枕部均匀梳理头皮，用力以头部酸胀为度，反复做 1~2 分钟，可以镇静安神。

（2）摩耳轮：两手食、中二指夹持住耳朵，指腹紧贴耳周围皮肤，做上下挟搓耳轮至有发热感为止，最后以拇、食二指捏住耳垂向下轻轻顿拉 3 次，可疏通耳周经脉，益肾聪耳。

（3）双掌浴面：两手掌心相对，快速来回搓动至掌心发热，而后以两掌心紧贴面部，往返搓擦面部皮肤至发热，可疏通头面部经络，促进睡眠，提高免疫力。

（4）叠掌摩腹：平卧位，以两掌重叠，掌心紧贴肚脐，顺时针持续匀速环摩 36 次，而后再以同样的方式作用于小腹部，操作 36 次，而后再移至腹部，同样操作 36 次，此法可促进胃肠蠕动，调节胃肠植物神经，安神促眠。

（5）按摩双足：以温水泡脚 10 分钟后，擦干双足后坐于床沿，一只脚伸于床外，另一只则盘曲，足心朝上，以一手拇指搓摩足底，或广泛点按足底部至有酸胀感，每足操作 5 分钟，如此交替操作。此法可促进足部血液循环，对消除双足疲劳，缓解精神压力有良效。

以上自我按摩法可只选其中 1~2 个交替操作。操作时要排除杂念，调均呼吸，舌尖轻抵上腭，全身充分放松。

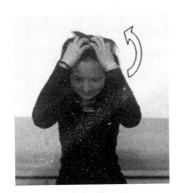

①十指梳头

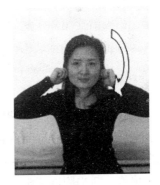

②摩耳轮

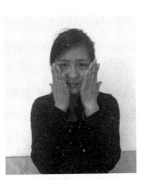

③双掌浴面

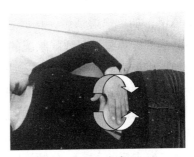

④叠掌摩腹

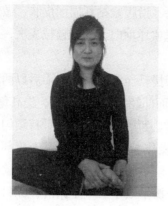
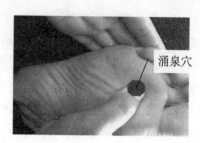

涌泉穴

⑤按摩双足

图 11-2　睡前五步保健操

二、睡眠障碍的治疗

老年人睡眠障碍的治疗应采取综合性的治疗措施，包括睡眠卫生教育，调整睡眠节律，积极治疗躯体疾病，认知行为治疗及药物治疗等。治疗的目标是：缓解症状；保持正确的睡觉结构；恢复社会功能，提高患者生活质量。

1. 非药物治疗

（1）睡眠卫生教育。在全社会开展睡眠知识的宣传、普及工作，提高对睡眠障碍危害性的认识和增强老年人自我保健意识。养成良好的睡眠习惯，睡前避免饮酒和咖啡等兴奋剂。睡眠环境要舒适、安静、光线暗，温度适宜；避免白天小睡，起居规律，适当限制睡眠，调整睡眠节律，使睡眠生物节律形成一个较为固定的模式，有利于提高睡眠质量。

（2）认知行为治疗。慢性失眠患者常对失眠的后果持消极态度，导致患者对失眠恐惧，加重焦虑情绪，从而恶化睡眠。通过认知行为，帮助患者树立信心，减少恐惧，重建患者对睡眠状况的期望值。

（3）刺激控制治疗法。此方法是由 Richard Bootzin 在 1972 年发明的，旨在帮助建立规律性睡眠-觉醒模式的程序，它包括只在有睡意时才上床；床及卧室只用于睡眠和性生活，不能在床上阅读，看电视或工作；若上床 15~20 分钟不能入睡，则应起床去另外的房间，困倦时再回到床上；无论夜间睡多久，清晨应准时起床；醒来后的 15~20 分钟一定要离开卧室，白天不能打瞌睡。

（4）物理疗法。

①电疗法：目前主要包括高压低频电流、高压静电疗法、电睡眠疗法和低压静电治疗等。

②声疗法：主要常见的有超声波疗法、电音乐疗法。有关音乐对老年人失眠的疗效研究极少。一项小样本（60 例）连续 3 周的病例—对照研究提示镇静性（柔软缓慢的）音乐对失眠者每周末的睡眠质量、潜伏期、效率和白天的功能均有改善的效果。中国和西方音乐没有差异。

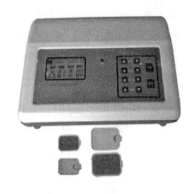

③磁疗法：磁场作用人体可使血管扩张、血黏度减小、血流加速，从而达到改善睡眠的目的。

④光疗法：光疗的依据是视网膜丘脑束将光信息传至视交叉上核，从而使人体内的"昼夜节律起搏器"达到与明暗周期同步化。

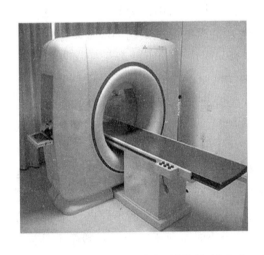

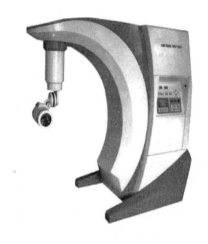

（5）睡眠约束。常与刺激控制疗法一同进行，即教导失眠者减少花在床上的非睡眠时间，提高睡眠效率。睡眠效率低于 80% 时，应减少 15~20 分钟卧床时间，睡眠效率超过 90% 时允许增加 15~20 分钟卧床时间。通过周期性调整卧床时间达到适当的睡眠时间。

（6）体育锻炼。体育锻炼有肌肉放松训练、瑜伽、太极拳、八段锦、五禽戏等，通过体育锻炼减少精神和躯体的紧张治疗失眠。体育锻炼预防失眠应持之以恒，以运动适量为原则，依据自己的体质、体能、基础、兴趣爱好等选择适量的体育运动，如打拳、慢跑、快走、游泳等。依据有关睡眠和运动的研究资料证明，锻炼时间选择在上午 9~10 点、下午 4~5 点的时间段运动比较好。美国运动医学会（1990 年）推荐，老年运动强度阈值是 60%的最大心率（50%摄氧量），其适应心率为 110~130 次 / 分，每周 3 次，每次 20~30 分钟。如遇到感冒或其他疾病，身体过度疲劳时，不要勉强，应暂停锻炼，并进行治疗或休息。老年人在体育锻炼期间应定期进行体格检查。

（7）食疗法。失眠患者的饮食宜清淡，使自己保持比较安定的情绪。日常膳食应以清淡宜消化为主，如：奶类，谷类，蛋类，鱼类，冬瓜，菠菜，苹果，核桃，橘子等。富含维生素 B 族的全麦食品，如燕麦、大麦、糙米、全麦面包、全麦饼干。另外，失眠患者的晚餐不可以过饱，睡前不宜进食，不宜大量饮水，避免因肠胃的刺激而兴奋大脑皮质，或夜尿增多而入睡困难。少食用含咖啡因的食物，因为这些食物会刺激神经系统，还有一定的利尿作用，是导致失眠的常见原因。

（8）音乐疗法。研究证实，音乐有着和谐的频率，通过听神经到达大脑的听觉中枢，使人产生对美好事物的幻想，同时协调肌肉能力和血流的速度，乃至全身的情绪。因此，音乐可以陶冶情操，进而能促进疾病的康复。运用音乐疗法治疗睡眠障碍是以音乐语言进行暗示，用优美动听的音乐使病人情绪平稳、消除不安和烦躁，进入一个轻松愉快的睡眠。选择合适的音乐是关键，在选择"催眠音乐"时，应选择和声简单、音乐和谐、旋律变化跳跃小、慢板的独奏曲。其中以小提琴、钢琴独奏效果较明显。已在国内外实践证实具有催眠效果的曲目主要有《梅花三弄》《良宵》《高山流水》《小城故事》《太湖美》《深蓝梦》（Dream in Dark Blue）、《春江花月夜》《鸟叫水声》等。尽可能排除一切干扰因素，以保证音乐治疗的顺利进行。在晚上睡觉前 2~3 个小时，采取舒适的卧位，根据个人的爱好、文化程度及失眠类型的不同选择乐曲；治疗音量应掌握在 70 分贝以下，时间大约 1 个小时，每天 1 次，一般 1 个月为 1 个疗程。

（9）建立失眠俱乐部。建立失眠病人的俱乐部，有专职的医护人员进行睡眠卫生宣教及睡眠知识答疑，患者之间也能互相鼓励及相互传授经验，有专门的活动。

2. 药物治疗

（1）西药治疗。

各种安眠药物都具有不同程度的毒副作用，因此一定要在专业医师的指导下服用。虽然安眠药的使用久远，但找一种理想的安眠药物是临床医务工作者一直追求的愿望。理想的安眠药应该符合以下几点：①有效、安全、吸收快、显效快；②白天无残留作用；③无成瘾和依赖；④不引起原有的睡眠结构紊乱；⑤不产生呼吸抑制；⑥和其他药物不发生相互作用。

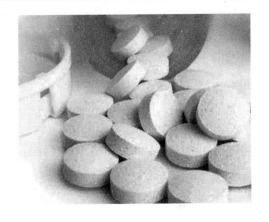

目前治疗失眠的药物主要有：①苯二氮卓类催眠药，如地西泮、阿普唑仑、氯硝西泮，是非选择性 GABA-受体复合物的激动剂，同时也有抗焦虑、肌肉松弛和抗惊厥作用，能够缩短入睡潜伏期，延长总睡眠时间，但同时也影响正常的睡眠生理结构；②非苯二氮卓类催眠药，唑吡坦、佐匹克隆，是选择性 GABA-受体复合物的激动剂，没有抗焦虑、肌肉松弛和抗惊厥作用，不影响正常生理结构；抗抑郁药，其中部分三环类药物（阿米替林）有帮助睡眠作用，但大部分选择 5-羟色胺再摄取抑制剂没有特异性催眠作用，而是通过治疗焦虑抑郁症状以改善睡眠。由于老年人对药物代谢的能力减退，易产生不良副作用，因此用药时宜选用毒副作用相对小的药物。目前主张短期、间断使用安眠药。从小剂量开始，以最小药量达到满意的睡眠。撤药时应逐渐减量或以长效安眠药代替短效安眠药以后再逐渐减量，停药后可继续使用卡马西平、心得安、抗抑郁药物的治疗，以防出现断药反应。此外，用药剂量个体化，老年人用成人的 1/3~1/2；同一种催眠药物使用不宜连续超过 4 周。

（2）中医中药治疗。

我国传统的中药治疗睡眠障碍的历史悠久，无论是单味中药或是中药复方均对改善睡眠有显著作用。常用的有人参、淫羊藿、五味子、丹参、红景天、枸杞子、何首乌、刺五加、酸枣仁、合欢皮、夜交藤等。此外，还有一些有助睡眠功效的中成药，九味安神胶囊（百合酸枣仁胶囊）、安神补心丸、脑舒心口服液、复方枣仁胶囊等。中药治疗睡眠障碍应遵循镇静安神结合辨证论治的原则，在明辨寒热虚实的前提下，平衡脏腑阴阳气血。

传统中医常用按摩以期恢复正常的"睡觉-觉醒"周期，改善睡眠，下面给大家介绍几种穴位治疗法（图 11-6）。

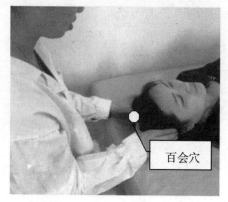

①运百会

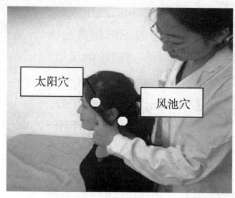

②按头部颞侧

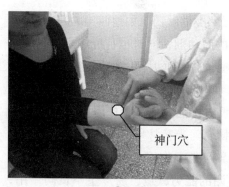

③揉神门

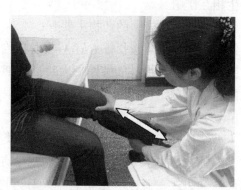

④推胫骨

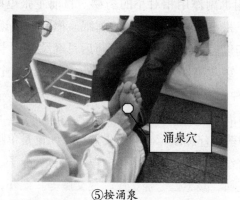

⑤按涌泉

图 11-6　改善睡眠各穴位的按压

①运百会：具有安神安眠的作用。

方法：百会穴位于头顶正中线之交点处。运百会时取卧位，两手轮流以食、中指指腹按揉百会穴 1 分钟。手指用力不能太重。

②按头部颞侧：具有疏利少阳，安神催眠的作用。

方法：坐位，两拇指按压两侧风池穴（位于顶后枕骨下两侧凹陷处，在斜方肌和胸锁乳突肌之间陷凹处），两小指各按在两侧太阳穴（位于眉梢与外眼角线中点，向后约 1 寸凹陷处）上，其余手指各散放在头部两侧，手指微曲，然后两手同时用力，按揉局部约 1 分钟。

③揉神门：具有安心安神的作用。

方法：神门位于掌腕横纹尺侧端，尽侧腕屈肌腱桡侧缘凹陷处，按揉神门穴位时可以取坐位，左手食指、中指相叠加，按压在右手神门穴位上，按揉 2 分钟，然后再换手操作。

④推胫骨：具有运脾胃，宁神安眠的作用。

方法：坐位，两手虎口分别卡在双膝下，拇食指按压阳陵泉（位于小腿外侧，腓骨小头前下方凹陷处）和阴陵泉（位于小腿内侧，胫骨内髁下缘，在胫骨内侧缘和腓肠肌凹陷处）穴，然后向下用力推，在足三里（位于小腿前外侧外膝眼下 3 寸，胫骨前嵴外侧一横指处）和三阴交（位于内侧踝尖直上 3 寸，胫骨内侧缘后方凹陷处）两穴位加力按压，这样一直推到踝部，反复操作 10~20 次。

⑤按涌泉：具有交会阴阳，平衡气血的作用。

方法：涌泉穴位于足掌心，在第二跖骨间隙的中点凹陷处。按涌泉穴时取平坐位，两侧涌泉穴上，随一呼一吸有节律按压。按法操作 1 分钟。以上方法，每晚可选①~③项，在睡前 1 小时内进行自我按摩，若能持之以恒，便可免受失眠的困扰。

此外，还可以用针灸、拔罐进行治疗。针灸疗法是传统中医常用的一种治疗疾病的方法，但针灸疗法得在专业治疗师的指点下进行。针灸疗法的基本治疗：

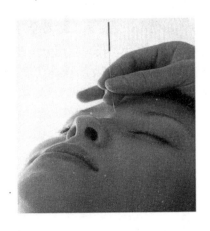
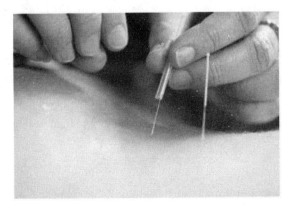

宁心安神，以督脉、手少阴经穴为主；主穴，百会、神门、三阴交；配穴，肝火忧心者，配行间、侠溪、风池；配中脘、丰隆、足三里；心脾两虚者，配心俞、脾俞、足三里；心肾不交者，配心俞、肾俞、太溪；心胆气虚者，配心俞、胆俞、丘墟。

拔罐治疗，取心腧、膈腧、肾腧、胸至骶段脊椎两侧膀胱经内侧循行线。以拇指指腹在心腧、膈腧、肾腧上来回用力揉按约 5 次，然后于两侧膀胱经上各拔罐 4 个（均匀分布），留罐 30 分钟。每周治疗 2 次，6 次为 1 个疗程。针灸、拔罐治疗失眠的效果良好，尤其是在下午或晚上睡前进行治疗，效果更好。

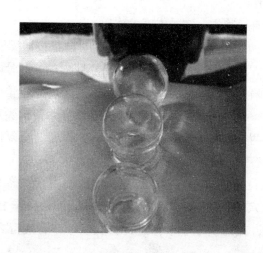

睡眠障碍已经受到越来越多的关注，其复杂的发生机制还需要更加深入的研究，并且睡眠障碍的治疗亦是一个复杂的课题，需要根据每个患者独特的生活环境、生活习惯、体质和个性特点制定个体化的治疗方案，并在长期随访中根据外界因素变化加以调整，对睡眠障碍的诊断及治疗的研究仍需探索深入。随着全球人口老龄化的到来，老龄问题已成为当今世界各国关注的焦点。我们应充分关注老年人的睡眠问题，提高睡眠障碍的识别率和诊治率，恢复老年人的社会功能，提高生活质量。

参考文献

[1] 王宁华，黄真. 临床康复医学 [M]. 北京：北京大学医学出版社，2006.

[2] 傅志俭. 重视慢性疼痛的药物治疗 [J]. 中国疼痛医学杂志，2012，18（2）：65.

[3] 江伟. 慢性疼痛的治疗进展 [J]. 上海医学，2007（6）：396-398.

[4] 黄如训，卢林. 慢性疼痛与抑郁症 [J]. 中国临床康复，2002，6（12）1710-1711.

[5] 美国麻醉医师协会，美国区域麻醉和疼痛医学学会. 2010 ASA 慢性疼痛管理实践指南 [J]. 麻醉学. 2010，112（4）：810-33.

[6] 张炜. 泌尿外科疾病诊断流程与治疗策略 [M]. 北京：科学出版社，2008.

[7] 殷惠军，史大卓，饶向荣，等. 老年泌尿系统疾病 [M]. 北京：人民军医出版社，2008.

[8] 钱信忠，邱保国，吕维善. 中国老年学 [M]. 郑州：河南科学技术出版社，1989.

[9] 戴西湖，谢福安，刘建华. 临床辨病专方治疗丛书 [M]. 北京：人民卫生出版社，2000.

[10] 魏太星，邱保国，吕维善. 现代老年学 [M]. 郑州：郑州大学出版社，2001.

[11] 耿德章. 中国老年医学（上册）[M]. 北京：人民出版社，2002.

[12] 童坦君、张宗玉. 医学老年学 [M]. 北京：人民卫生出版社，2006.

[13] 张红星，鲜于开璞，董梦久. 实用中西医结合老年病学 [M]. 北京：中国医药科技出版社，2007.

[14] 王晓明. 老年医学 [M]. 西安：第四军医大学出版社，2011.

[15] 蔡晶，杜建. 中西医结合老年病学 [M]. 北京：科学出版社，2011.

[16] 郑松柏，朱汉民. 老年医学概论 [M]. 上海：复旦大学出版社，2010.

[17] 徐东，聂逢松，吴爱凤. 现代老年病学 [M]. 北京：中国人口出版社，2009.

[18] 董碧蓉. 老年病学 [M]. 成都：四川大学出版社，2009.

[19] 张钧，张蕴琨. 运动营养学 [M]. 北京：高等教育出版社，2006.

[20] 李法琦，司良毅. 老年医学 [M]. 北京：科学出版社，2002.

[21] 黄承钰. 医学营养学 [M]. 北京：人民卫生出版社，2003.

[22] 吴蔚然，韦军民. 老年临床营养学 [M]. 北京：人民卫生出版社，2011.

[23] 罗成华. 便秘治疗学 [M]. 北京：科学技术文献出版社，2009.

[24] 李静. 便秘防治一本通 [M]. 北京：人民军医出版社，2010.

[25] 尹国有. 便秘自然疗法 [M]. 北京：金盾出版社，2008.

[26] 中华医学会消化病学分会胃肠动力学组，外科学分会结直肠肛门外科学组. 中国慢性便秘的诊治指南（2007，扬州） [J]. 中华消化杂志，2007，27（9）：619-622.

[27] 刘桂珍. 现代健康教育学 [M]. 北京：高等教育出版社，2005.

[28] 黄希庭. 健康心理学 [M]. 上海：华东师范大学出版社，2003.

[29] 陈峥. 老年综合征管理 [M]. 北京：中国协和医科大学出版社，2010.

[30] 杨甫德，陈彦方. 中国失眠防治指南 [M]. 北京：人民卫生出版社，2012.

[31] 于欣. 老年人精神医学新进展 [M]. 北京：人民军医出版社，2011.

[32] 张明群. 睡眠障碍的预防与调适知识问答 [M]. 北京：中国社会出版社，2011.

[33] 李繁春，李治罡. 睡眠养生与保健疗法 [M]. 长春：时代文学出版社，2000.

[34] 陈洪沛. 睡前保健操 [M]. 北京：中国医药科技出版社，2012.

[35] 赵忠新. 临床睡眠障碍诊疗手册 [M]. 上海：第二军医大学出版社，2006.

[36] 王华. 针灸学 [M]. 北京：高等教育出版社，2008.

[37] 郝伟. 精神病学 [M]. 第6版. 北京：人民卫生出版社，2008.

[38] 姚鸿恩. 体育保健学 [M]. 第4版. 北京：高等教育出版社，2006.

[39] 张淑琴. 神经疾病症状鉴别诊断学 [M]. 北京：科学出版社，2009.

[40] 赵瑛，肖世富. 老年神经精神病学 [M]. 上海：第二军医大学出版社，2004.

图书在版编目(CIP)数据

老年综合征的预防与康复 / 张玉芹，陈雪丽主编 . –北京：人民体育出版社，2014

ISBN 978-7-5009-4512-3

Ⅰ.①老… Ⅱ.①张… ②陈… Ⅲ.①老年病–综合征–防治②老年病–综合征–康复 Ⅳ.①R592

中国版本图书馆 CIP 数据核字（2013）第 184210 号

*

人民体育出版社出版发行

三河兴达印务有限公司印刷

新 华 书 店 经 销

*

787×960 16 开本 12 印张 200 千字

2014 年 2 月第 1 版 2014 年 2 月第 1 次印刷

印数：1—3,000 册

*

ISBN 978-7-5009-4512-3

定价：26.00 元

社址：北京市东城区体育馆路 8 号（天坛公园东门）

电话：67151482（发行部） 邮编：100061

传真：67151483 邮购：67118491

网址：www.sportspublish.com

（购买本社图书，如遇有缺损页可与发行部联系）